Petra Zerbe
Ulrich Heisterkamp

Pflege-Personalregelung

Petra Zerbe
Ulrich Heisterkamp

Pflege-Personalregelung

Ein Leitfaden zur praktischen Anwendung
der Stellenplanberechnung im Pflegedienst

schlütersche

Die Deutsche Bibliothek — CIP-Einheitsaufnahme

Zerbe, Petra:
Pflege-Personalregelung: ein Leitfaden zur praktischen Anwendung der Stellenplanberechnung im Pflegedienst/ Petra Zerbe; Ulrich Heisterkamp. Hannover: Schlütersche, 1995
ISBN 3-87706-409-4
NE: Heisterkamp, Ulrich:

Anschrift der Verfasser:

Petra Zerbe
Ulrich Heisterkamp
St. Joseph-Hospital Laar
Ahrstraße 100
47139 Duisburg

© 1995, Schlütersche Verlagsanstalt und Druckerei GmbH & Co., Hans-Böckler-Allee 7, 30173 Hannover

Druck und Gestaltung: Schlütersche Verlagsanstalt und Druckerei GmbH & Co., Hannover

Inhalt

Vorwort

Die Pflege-Personalregelung ist in Artikel 13 des Gesundheits-Strukturgesetzes verankert. Dieses ist zum 1. Januar 1993 in Kraft getreten.

Die Anwendung und Umsetzung der Pflege-Personalregelung verlangt von den Mitarbeiterinnen und Mitarbeitern des Pflegedienstes sowie vom Krankenhausmanagement große Anstrengungen, um den geforderten Rahmenbedingungen gerecht zu werden. Dabei muß Pflege in Vorleistung treten, d. h. mit knappen Personalressourcen einen erheblichen zusätzlichen Erhebungsaufwand akzeptieren. Auch bestehen bei der praktischen Umsetzung noch viele Unklarheiten und Unsicherheiten aufgrund abstrakter Formulierungen im Gesetzestext.

Diesen Themen der praktischen Umsetzung und Anwendung widmet sich dieses Buch. Es richtet sich an alle Verantwortlichen in Pflege, Verwaltung und Personalwesen, aber auch an Lehrende und Lernende in den verschiedenen Weiterbildungen.

Es gibt in einfacher und verständlicher Weise Erläuterungen und Hinweise zu den einzelnen Paragraphen der Pflege-Personalregelung.

Das Konzept der Pflege-Personalregelung wird in seinen wesentlichen Grundzügen für die Erwachsenen- und Kinderkrankenpflege praxisnah erläutert und anhand von Leistungskatalogen konkretisiert.

Die Anforderungen und Auswirkungen der Pflege-Personalregelung für Krankenpflege und Management werden ausführlich aus Sicht der täglichen Praxis dargestellt.

Die verschiedenen Erhebungsmöglichkeiten der Pflege-Personalregelung werden an konkreten Beispielen beschrieben.

Ein Berechnungsbeispiel für die Erwachsenen- und Kinderkrankenpflege läßt die Pflege-Personalregelung nachvollziehbar werden. Es verknüpft die einzelnen Parameter der Pflege-Personalregelung mit der Zuordnung von Stellen.

Duisburg, im Juli 1994

Petra Zerbe
Ulrich Heisterkamp

1. Einleitung

Die Thematik der Personalsituation im Pflegedienst ist so alt wie die Verhandlungen um Konzepte zur Personalbedarfsermittlung. In den achtziger Jahren gab es mehrere Entwicklungen, die Pflege in den Mittelpunkt der sozialpolitischen Auseinandersetzung rückten. Der medizinisch-technische Fortschritt führte und führt immer noch zu einer wesentlichen Zunahme diagnostischer und therapeutischer Verfahren. Diese bedingen neben anderen Faktoren, wie z. B. wachsender Anteil älterer Patienten, Multimorbidität und chronische Erkrankungen, eine erhebliche Leistungsausweitung in der stationären Pflege. Gleichzeitig verkürzt sich die Verweildauer, so daß sich pflegerische Arbeit insgesamt verdichtet und somit höhere Anforderungen an die Qualifikation der Pflegenden gestellt werden. Pflegerische Arbeit ist personalintensiv und nicht durch andere Produktionsfaktoren ersetzbar. Diesem Faktor und den zukünftigen Tendenzen muß ein Personalermittlungsverfahren gerecht werden.

Seit dem 1.1.1993 ist nun ein neues Verfahren zur Personalbedarfsermittlung in Kraft getreten: die Pflegepersonalregelung. Die Anwendung und Umsetzung der Pflege-Personalregelung verlangt von Mitarbeiterinnen und Mitarbeitern des Pflegedienstes sowie vom Krankenhausmanagement große Anstrengungen, um den geforderten Rahmenbedingungen gerecht zu werden. Ebenfalls bestehen bei der praktischen Umsetzung noch viele Unklarheiten und Unsicherheiten z. B. durch mangelnde Konkretisierungen. Dieses Buch widmet sich den Themen der praktischen Umsetzung. Anhand praktischer Beispiele wird das Konzept der Pflege-Personalregelung dargestellt. Hinweise und Erläuterungen zum Gesetzestext konkretisieren den oftmals abstrakten Text. Ein Berechnungsbeispiel gibt Hilfestellungen für den Umgang mit der Pflege-Personalregelung im Alltag.

2. Vorgeschichte der Pflege-Personalregelung

Der Gesetzgeber hat nach § 19 Absatz 1 des Krankenhausfinanzierungsgesetzes (KHG) die Deutsche Krankenhausgesellschaft (DKG) und die Spitzenverbände der Träger der gesetzlichen Krankenversicherung (Krankenkassen) aufgefordert, gemeinsam Empfehlungen über Maßstäbe und Grundsätze für die Wirtschaftlichkeit und Leistungsfähigkeit der Krankenhäuser, speziell für Personalbedarf und Sachkosten, zu erarbeiten. Bisher wurde der Personalbedarf anhand aktualisierter »Anhaltszahlen von 1969« ermittelt, die sich fast ausschließlich auf die Zahl der durchschnittlich belegten Betten bezogen.

1982 forderte die DKG erstmals zu Neuverhandlungen über den Personalbedarf für den Pflegedienst an allgemeinen Krankenhäusern auf. Zahlreiche Verhandlungsrunden scheiterten im Laufe der Jahre. Eine Einigung bzw. ein neues Konzept zur Personalbedarfsermittlung konnte nicht erzielt werden, so daß Krankenkassen und DKG die Verhandlungen im Juli 1989 für gescheitert erklärten. Nach Ablauf der in § 19 Abs. 2 KHG vorgeschriebenen Einjahresfrist ist somit die Zuständigkeit für eine Regelung am 2. Juli 1990 auf die Bundesregierung übergegangen. Im September 1990 wurde eine Expertengruppe aus Pflegefachleuten einberufen. Dazu gehörten Pflegedienstleitungen, Mitarbeiter der Pflegeforschung, verbandsunabhängige Ärzte und Verwaltungsdirektoren. Sie bekamen den Auftrag, die Grundlagen für ein neues Personalbedarfsermittlungsverfahren zu erarbeiten. Die Basis bildeten Erfahrungen aus der Psychiatrie-Personalverordnung. Das Verfahren selbst sollte sich an der Patientenstruktur des Krankenhauses und der daraus abgeleiteten pflegerischen Leistung orientieren. Fast zeitgleich erarbeitete eine zweite Expertengruppe die Grundlagen für die Personalermittlung in der Kinderkrankenpflege. In zahlreichen mühsamen Arbeitsschritten, die hier nicht einzeln aufgelistet werden sollen, entstand die Grundlage für eine leistungsbezogene Personalbemessung. In Anhörungen von Ländern und Verbänden fanden diese Entwürfe im April 1991 grundsätzliche Zustimmung. Nach mehreren Überarbeitungen und Testläufen reifte die jetzt gültige Pflege-Personalregelung heran.

3. Grundsätze der Pflege-Personalregelung

Ziel der Pflege-Personalregelung ist es, die Voraussetzungen zu verbessern, unter denen Krankenpflege stattfindet. Die leistungsorientierte Personalbedarfsermittlung soll den Veränderungen des Alters- und Krankheitsspektrums der Krankenhauspatienten und der Leistungsintensivierung durch den medizinisch-technischen Fortschritt gerecht werden. Der gewählte Lösungsansatz orientiert sich an den pflegerischen Leistungen. Der unterschiedliche Pflegeaufwand aufgrund unterschiedlicher Patientenstrukturen und Leistungsangeboten der Krankenhäuser soll sich im Stellenplan niederschlagen.

Die Pflege-Personalregelung orientiert sich an den Anforderungen einer modernen Krankenpflege. Die Expertengruppe definiert Krankenpflege wie folgt [1]:

»Krankenpflege heißt, den Patienten in seiner aktuellen konkreten Situation und Befindlichkeit aufnehmen, ihn annehmen, sich ihm liebevoll zuwenden, ihn umsorgen, sich für ihn einsetzen, ihn gegebenenfalls auf seinem Weg zum Tod begleiten. Darüber hinaus werden seine Familie und seine soziale Umgebung mit berücksichtigt und — wenn möglich — in die Betreuung mit einbezogen.

Personale Pflege setzt voraus, daß zwischen Pflegenden und Gepflegten Beziehungen entstehen, in denen anvertrautes Leiden und Leben gemeinsam getragen werden können. Diese Beziehungen leben von Kommunikation in vielfältiger Ausgestaltung, vor allem in Gesprächen.

Ganzheitliche Pflege umfaßt daher alle Maßnahmen, die notwendig sind und die dazu beitragen, daß der Patient seine Selbständigkeit so bald als möglich und so vollständig wie möglich wiedererlangt oder aber würdevoll sterben kann.

Um fachlich kompetent, engagiert und zuverlässig pflegen zu können, brauchen die Pflegenden kontinuierlich berufsfachliche und persönlichkeitsbildende Qualifikation über die Grundausbildung hinaus. Dies ist ebenso erforderlich, um die praktische Ausbildung der beruflich Auszubildenden in der Pflege sicherzustellen.

Pflege bedarf der Kooperation mit allen Berufsgruppen im Krankenhaus, in besonderer Weise mit der Berufsgruppe der Ärzte. Ärzte und Pflegende sind in der Betreuung der Patienten mehr als andere Berufsgruppen aufeinander angewiesen. Für die gute Kooperation ist die klare Abgrenzung des je eigenen Tätigkeitsbereiches hilfreich und notwendige Voraussetzung für die gegenseitig zu praktizierende Hilfsbereitschaft.

Das Qualitätsniveau der Pflege beeinflußt die Mitarbeiterführung auf Stationsebene und umgekehrt. Die Stationsleitung wird den Krankenschwestern oder Krankenpflegern übertragen, die dafür die entsprechende Weiterbildung und die soziale Kompetenz haben. Die innerbetriebliche Fortbildung wird so gestaltet, daß eine stationsinterne Selbstüberprüfung der Pflegequalität möglich ist. Zur besseren Integration in das Pflegeteam werden neue Mitarbeiter bei Dienstbeginn gesondert geschult.

Pflegequalität im o. g. Sinn wird jedoch erst in dem Maße für den gesamten Pflegedienst erreicht, wie die Pflegenden durch ein entsprechend qualifiziertes Management von Seiten der Pflegedienstleitung dazu geführt und motiviert werden.«

Die Expertengruppe legt somit ein ganzheitliches Pflegekonzept der Pflege-Personalregelung zugrunde und zeigt deutlich auf, welche Voraussetzungen und Bedingungen erfüllt werden müssen, um dieses Ziel zu erreichen.

Während bisher die Personalbedarfsermittlung auf der Grundlage eines pauschalen Pflegezeitaufwandes erfolgt ist, wird mit der Pflege-Personalregelung die Anbindung der Personalbemessung an Leistungskriterien (»Allgemeine Pflege« und »Spezielle Pflege«) erreicht. Grundlage der Berechnung ist die durchschnittliche Zahl der Patienten unter Berücksichtigung des pflegerischen Aufwandes mit dem Ziel einer leistungsgerechten und wirtschaftlichen Personalbemessung. Durch die Anbindung an Leistungskriterien sollen die Voraussetzungen zur qualitativen Sicherung der Krankenpflege verbessert werden. Durch die Beschreibung pflegerischer Tätigkeiten (Tätigkeitsprofile) werden die umfangreichen Aufgaben des Pflegedienstes transparenter und leistungsgerechter bewertbar. Im Rahmen der Fallpauschalierung läßt sich der Anteil der Pflegearbeit je Fallpauschale definieren.

Durch die zukünftige Aufhebung des Selbstkostendeckungsprinzipes und der Einführung von Fallpauschalen wird die Bedeutung der Pflege-Personalregelung bei der Pflegesatzfindung abnehmen und eher als Instrument der Qualitätssicherung und Qualitätskontrolle an Bedeutung zunehmen.

Da sich die Pflege-Personalregelung an pflegerischen Leistungen orientiert, wird sich der unter-

[1] KGNW-Rundschreiben Nr. 214/92

schiedliche Pflegeaufwand aufgrund unterschiedlicher Patientenstrukturen und Leistungsangeboten der Krankenhäuser im Stellenplan niederschlagen. Erste Erhebungen und Auswertungen der Krankenhäuser im regionalen Bereich zeigen eine deutliche Streuung der Gewichtung der Patientenstrukturen in den einzelnen Stufen. Allerdings ist fraglich, ob sich diese Unterschiede aus dem Leistungsspektrum der Krankenhäuser ableiten lassen oder ob es sich um unterschiedlich genutzte Einstufungskriterien handelt.

Grundsätzlich sollen alle Stellen im Pflegebereich mit qualifiziertem Pflegepersonal (drei- und einjährig Ausgebildete) besetzt werden, um die pflegerische Qualität im Sinne der Umsetzung ganzheitlicher Pflegekonzepte zu gewährleisten.

Die Pflege-Personalregelung läßt den Vertragsparteien einen begrenzten Spielraum. Besondere Gegebenheiten der einzelnen Krankenhäuser können gesondert mit den Kostenträgern verhandelt werden. Auch behält die Krankenhausleitung die Organisationsfreiheit, den Personaleinsatz in den verschiedenen Organisationseinheiten zu bestimmen.

Die Grundsätze der Pflege-Personalregelung unterstützen die Umsetzung der Krankenpflegeausbildungsverordnung nach § 4 des Krankenpflegegesetzes von 1985, durch den bereits der Krankenpflegeprozeß als Grundlage der theoretischen Ausbildung festgelegt wird.

Die Pflege-Personalregelung kann Professionalisierungsentwicklungen in der Krankenpflege fördern, da Pflege sich nunmehr auch über den gesetzlichen Rahmen definieren kann. Die Notwendigkeit der Definition pflegerischer Leistungen, der Qualitätssicherung und Kontrolle und der Einführung von Pflegestandards erfordern Fachkompetenz von Seiten der Krankenpflege. Hier sind Pflegeforschung und Pflegewissenschaft gefordert, Krankenpflege wissenschaftlich, aber mit solidem Praxisbezug, zu definieren.

Die Pflege-Personalregelung orientiert sich an den Aktivitäten des täglichen Lebens. Einerseits beinhaltet diese Zielsetzung die Chance für Pflege, nunmehr ein Pflegemodell, sofern noch nicht vorhanden, der pflegerischen Tätigkeit zugrunde zu legen. Andererseits besteht die Gefahr, daß die Pflegeplanung sich vorrangig auf die vorgegebenen Leistungsbereiche konzentriert, da in diesen Bereichen eingestuft und letztlich berechnet wird. Die Leistungskriterien der Pflege-Personalregelung müssen also als »Leistungsbündel« und nicht als pflegerisches Grundkonzept verstanden werden.

4. Erläuterungen und Hinweise zur Pflege-Personalregelung gemäß Artikel 13 des Gesundheits-Strukturgesetzes

Die PPR beinhaltet die Maßstäbe und Grundsätze für den Personalbedarf in der stationären Krankenpflege. Anhand des Verordnungstextes, durch Umrandung kenntlich gemacht, werden zu jedem Paragraphen Erläuterungen und Hinweise gegeben.

4.1. Erster Abschnitt/ Allgemeine Vorschriften

---

§ 1
Anwendungsbereich

(1)
Diese Regelung gilt für Krankenhäuser, soweit auf diese Krankenhäuser die Pflegesatzvorschriften des Krankenhausfinanzierungsgesetzes und die Bundespflegesatzverordnung Anwendung finden. Sie regelt die Maßstäbe und Grundsätze zur Ermittlung des Bedarfs an Fachpersonal für den Pflegedienst mit Ausnahme der Pflege in Intensiveinheiten, in Dialyseeinheiten und in der Psychiatrie.

(2)
Soweit Krankenhäuser ihre Leistungen über Fallpauschalen abrechnen, gelten die Vorschriften dieser Regelung nicht.

(3)
Ziel dieser Regelung ist, eine ausreichende, zweckmäßige und wirtschaftliche sowie an einem ganzheitlichen Pflegekonzept orientierte Pflege der stationär oder teilstationär zu behandelnden Patienten zu gewährleisten, die einer Krankenhausbehandlung im Sinne von § 39 Abs. 1 des Fünften Buchs des Sozialgesetzbuches bedürfen.

Erläuterungen und Hinweise zu § 1 Absatz 1:

In diesem Absatz ist festgelegt, daß die Pflege-Personalregelung (PPR) für die Krankenhäuser bindend ist, auf die die Pflegesatzvorschriften des KHG (= Krankenhausfinanzierungsgesetz) und die Bundespflegesatzverordnung Anwendung finden. Somit gilt die PPR z. B. nicht für

— Krankenhäuser, deren Träger der Bund ist
— Krankenhäuser im Straf- oder Maßregelvollzug
— Polizeikrankenhäuser

— Krankenhäuser deren Träger der gesetzlichen Rentenversicherung der Arbeiter oder der Angestellten oder der gesetzlichen Unfallversicherung und ihrer Vereinigungen.

Die Pflege-Personalregelung bezieht sich auf die Allgemeine Erwachsenenkrankenpflege und Kinderkrankenpflege. Danach unterliegen folgende Bereiche nicht der PPR:

— Pflege in Intensiveinheiten
— Pflege in Dialyseeinheiten
— Pflege in der stationären Psychiatrie.

Ausgenommen ist auch der Funktionsdienst:

— Krankenpflegepersonal für den Operationsdienst
— Krankenpflegepersonal der Anästhesie
— Krankenpflegepersonal in der Endoskopie
— Krankenpflegepersonal in der Ambulanz
— Krankenpflegepersonal in der Funktionsdiagnostik.

Wenn auch in § 1 Absatz 1 der Gesetzgeber einen Teil des pflegerischen Bereiches nicht einbezieht, sind mehr als 50 % aller Pflegekräfte in den Krankenhäusern der Bundesrepublik von dieser Pflege-Personalregelung betroffen.

Der Begriff der Intensiveinheit muß in diesem Absatz näher erläutert werden. Eine Intensiveinheit ist die Stelle, an der Intensivüberwachung und Intensivpflege stattfinden. Gemeint sind damit die Intensivbetten, die im Krankenhausbedarfsplan anerkannt sind, selbst wenn ein einzelnes Intensivbett dezentral, z. B. auf einer Allgemeinstation statt in der Intensivstation, vorgehalten wird. Der Personalbedarf für diese Intensivbetten, einschließlich der dezentralen, ist außerhalb der PPR zu ermitteln und mit den Krankenkassen zu vereinbaren.

Das Gesetz geht davon aus, daß mit der Pflege-Personalregelung der Bedarf an Fachpersonal für den Pflegedienst geregelt wird. Unter Fachpersonal verstehen wir, daß es sich um 3jährig und 1jährig nach dem Krankenpflegegesetz ausgebildete Krankenpflegepersonen handelt. Der Verordnungsgeber geht somit davon aus, daß grundsätzlich alle Stellen mit qualifiziertem Pflegepersonal zu besetzen sind. Pflegerische Hilfskräfte sind, sofern ihr Einsatz unvermeidbar ist, auf den Stellenplan anzurechnen. Stationshilfen, Praktikanten und sonstige Hilfskräfte fallen nicht unter die PPR. Die Zusammensetzung der einzelnen Berufsgruppen und Qualifikationen auf einer Station unterliegt dem Organisationsrecht des Krankenhauses.

Erläuterungen und Hinweise zu § 1 Absatz 2:

Im Krankenhausfinanzierungsgesetz KHG § 17 ist verbindlich vorgegeben, daß ab 1996 neben tagesbezogenen Entgelten auch Fallpauschalen eingeführt werden. Die Entgelte für Fallpauschalen werden gesetzlich festgelegt und beinhalten die gesamten Leistungen des Krankenhauses für einen bestimmten Behandlungsfall. Somit ist es richtig, daß für diese Fälle die Pflege-Personalregelung nicht mehr gelten wird. Dennoch ist es aber erforderlich, daß für die Kalkulation der Fallpauschalen und insbesondere für die Qualitätssicherung der Pflege, weiterhin die Patienten entsprechend der Verordnung einzustufen sind.

Erläuterungen und Hinweise zu § 1 Absatz 3:

In diesem Absatz wird deutlich dargestellt, daß mit der Pflege-Personalregelung und somit mit dem dafür notwendigen Personalbedarf nur eine ausreichende, zweckmäßige und wirtschaftliche Pflege ermöglicht werden kann. Wer über diese Vorgaben hinaus Pflege anbietet, kann kein zusätzliches Personal beanspruchen. Dennoch soll die Pflege sich an einem ganzheitlichen Pflegekonzept orientieren, das die emotionalen, sozialen, geistigen, physischen und wirtschaftlichen Bedürfnisse des Patienten bei der Pflege berücksichtigt.

Der Personalbedarf nach der Pflege-Personalregelung wird nur für die Patienten geregelt, die stationär oder teilstationär behandelt werden und die einer Krankenhausbehandlung bedürfen. Unter dem Begriff der teilstationären Behandlung versteht man:

— den tagesklinisch zu behandelnden Patienten
— die Stundenfälle innerhalb eines Tages.

(Genaue Definitionen der Begriffe, s. h. »Erläuterungen und Hinweise zu § 3 Absatz 1«).

Eine Krankenhausbehandlung im Sinne des § 39 Absatz 1 des Fünften Buchs des Sozialgesetzbuches liegt dann vor, wenn die Mittel und Möglichkeiten eines Krankenhauses notwendig sind, um Krankheiten zu erkennen, zu heilen, ihre Verschlimmerung zu verhüten oder Krankheitsbeschwerden zu lindern.

Ein ambulanter Patient, auch wenn er aus organisatorischen Gründen vorübergehend auf einer Station liegt, ist kein stationärer oder teilstationärer Patient. Es liegt keine Krankenhausbehandlungsbedürftigkeit vor.

§ 2
Pflegesatzvereinbarung

Für die in § 18 Abs. 2 des Krankenhausfinanzierungsgesetzes genannten Parteien der Pflegesatzvereinbarung (Vertragsparteien) werden durch diese Regelung die Maßstäbe und Grundsätze für die Personalbemessung im Pflegedienst bestimmt.

Erläuterungen und Hinweise zu § 2:

Der § 2 der Pflege-Personalregelung schreibt zwingend vor, daß bei der Vereinbarung des Budgets und der Pflegesätze nach dem Krankenhausfinanzierungsgesetz (KHG) und der Bundespflegesatzverordnung (BPflV) sowohl die Krankenkassen als auch das Krankenhaus die Pflege-Personalregelung zugrunde zu legen haben. Damit wird ein Teilbereich der Pflegesatzvereinbarung konkreter geregelt. Die Vertragsparteien der Pflegesatzvereinbarung sind gemäß § 18 Abs. 2 KHG der Krankenhausträger und die Krankenkassen oder die Arbeitsgemeinschaften von Krankenkassen, soweit mehr als 5 % der Berechnungstage des Krankenhauses auf diese entfallen. Berechnungsgrundlage ist das Jahr vor Beginn der Pflegesatzverhandlung.

Kommt eine Pflegesatzvereinbarung nicht zustande, so entscheidet die Schiedsstelle nach § 18a KHG auch über die Anzahl der Personalstellen nach der Pflege-Personalregelung als Teil der Pflegesatzvereinbarung.

§ 3
Grundsätze

(1)
Die Zahl der Personalstellen für den Regeldienst wird auf der Grundlage folgender Minutenwerte ermittelt:

1. Pflegegrundwert nach § 6 Abs. 1 und § 10 Abs. 1,
2. Werte nach § 6 Abs. 2 und § 10 Abs. 2 für die Patientengruppen,
3. Fallwerte nach § 6 Abs. 3 und § 10 Abs. 3,
4. Fallwerte nach § 6 Abs. 4 für gesunde Neugeborene sowie
5. Werte nach § 6 Abs. 5 für tagesklinisch zu behandelnde Patienten und Stundenfälle innerhalb eines Tages.

(2)
Der Regeldienst im Sinne des Absatzes 1 umfaßt alle pflegerischen Tätigkeiten für den stationären Bereich mit Ausnahme von Nachtdienst und von Bereitschaftsdienst außerhalb des Regeldienstes.

(3)
Die Minutenwerte nach Absatz 1 Nr. 1 bis 5 gelten für einen Regeldienst von täglich 14 Stunden zuzüglich einer halben Stunde Übergabezeit mit dem Personal des Nachtdienstes.

(4)
Die Zahl der Personalstellen nach den § 7 und § 10 Abs. 4 ist von den Parteien abweichend zu vereinbaren, wenn dies auf Grund besonderer Verhältnisse des Krankenhauses zur Sicherung seiner Leistungsfähigkeit oder Wirtschaftlichkeit erforderlich ist. Die Notwendigkeit einer Abweichung ist in der Pflegesatzvereinbarung und in der Schiedsstellenentscheidung zu begründen.

Erläuterungen und Hinweise zu § 3 Absatz 1:

In § 3 der Pflege-Personalregelung werden die Grundsätze der Personalbedarfsermittlung für den Pflegedienst geregelt. Bisher erfolgte die Berechnung der Personalstellen (Vollkräfte) auf der Grundlage eines pauschalen Pflegezeitaufwandes, nunmehr werden sie in folgende Teilbereiche aufgegliedert, die zusammen den Gesamt-Pflegezeitaufwand zur Versorgung der Patienten darstellen:

a. Pflegegrundwert
b. Wert je Patient und Tag nach Patientengruppen
c. Fallwert für die Aufnahme von außen
d. Wert pro Tag für gesunde Neugeborene
e. Wert für tagesklinisch zu behandelnde Patienten und Stundenfälle innerhalb eines Tages.

An dieser Stelle möchten wir folgende Definitionen geben:

Tagesklinisch zu behandelnde Patienten
Es handelt sich hierbei um Patienten, die im allgemeinen in der Zeit von 6.00 bis 20.00 Uhr im Krankenhaus versorgt werden und nicht über Nacht bleiben.

Stundenfälle innerhalb eines Tages
Es handelt sich um Patienten, die in der Zeit von 0.00 bis 24.00 Uhr stationär aufgenommen und entlassen werden. Diese sind von den sog. 24-Stundenfällen abzugrenzen. Das sind Patienten, die an einem Tag stationär aufgenommen und am nächsten Tag entlassen werden, wobei die gesamte Verweildauer im Krankenhaus jedoch weniger als 24 Stunden beträgt. Diese Patienten sind wie normal stationäre Patienten zu erfassen und nicht als Stundenfälle einzustufen.

Diese Definitionen verdeutlichen die Wichtigkeit der genauen Erfassung der Uhrzeit von Aufnahme und Entlassung. Diese Daten sind schriftlich festzuhalten und an die entsprechenden Erfassungsstellen weiterzugeben.

Erläuterungen und Hinweise zu § 3 Absatz 2:

In Absatz 2 wird festgelegt, daß die Pflege-Personalregelung nur für den Regeldienst gilt. Der Regeldienst umfaßt alle pflegerischen Tätigkeiten des Tagdienstes von 6.00 bis 20.00 Uhr. Der Nachtdienst, Bereitschaftsdienst und Rufbereitschaften in der Krankenpflege außerhalb des Regeldienstes werden nicht durch die Pflege-Personalregelung abgedeckt, sondern müssen zusätzlich ermittelt und mit den Vertragsparteien vereinbart werden.

Für die Berechnung des Personalbedarfes im Nachtdienst sind 10 Stunden zugrunde zu legen. Im einzelnen Krankenhaus kann der Nachtdienst auch kürzer oder länger sein. Hier bedarf es der Umrechnung, ausgehend von 10 Stunden für den Nachtdienst. Da der Nachtdienst nicht in der Pflege-Personalregelung berücksichtigt ist, muß weiterhin nach der Arbeitsplatzmethode berechnet werden.

Die Formel für die Arbeitsplatzmethode lautet:

$$\frac{\text{Zahl der Arbeitsplätze} \times 10 \text{ Stunden} \times \text{Kalendertage/Jahr}}{\text{Arbeitszeit einer Pflegekraft abzgl. Arbeitsausfallzeit/Jahr}}$$

Das Ergebnis sind die Planstellen (Vollkräfte) im Nachtdienst.

Bei der Ermittlung und Festlegung der Zahl der Nachtwachenplätze (= Arbeitsplätze) sind die baulichen Gegebenheiten und die Patientenstrukturen zu berücksichtigen. Die DKG[2] schlägt folgende Personalbesetzungen für einen Arbeitsplatz vor:

Allgemeine Krankenpflege — 32 Patienten
Kinderkrankenpflege — zwischen 10 Kinder (Frühgeb.) und 30 Kinder (kranke Kinder)

Dies ist gegenüber den Vertragsparteien nicht immer einfach durchzusetzen. Falls in der Vergangenheit bei Pflegesatzverhandlungen die Anzahl der Nachtwachenplätze anerkannt wurde, sollten diese Ausgangszahlen Basis der Verhandlungen sein.

Bereitschaftsdienst und/oder Rufbereitschaften in der Krankenpflege außerhalb des Regeldienstes sind zusätzlich mit den Vertragsparteien zu vereinbaren. Ein Personalbedarf für diese Dienste entsteht aber nur, wenn die Dienste durch Freizeitausgleich abgegolten werden.

Erläuterungen und Hinweise zu § 3 Absatz 3:

In diesem Absatz ist definiert, daß der Gesamtpflegezeitaufwand gemäß Absatz 1 alle pflegerischen Tätigkeiten für den stationären Bereich im Regeldienst abdeckt und 14 Stunden zuzüglich 30 Minuten für die Übergabe mit dem Nachtdienst dauert. Der Beginn und das Ende des Tagdienstes und die Schichtfolge sind nicht durch die Pflege-Personalregelung festgelegt. Somit behält das Krankenhaus weiterhin die Organisationsfreiheit innerhalb des Hauses.

Erläuterungen und Hinweise zu § 3 Absatz 4:

Besondere Verhältnisse im Krankenhaus sind bei der Ermittlung der Personalstellen zu berücksichtigen. Die Notwendigkeit einer abweichenden Regelung muß aber in der Pflegesatzvereinbarung und eventuell in einer Schiedsstellenentscheidung ausführlich begründet sein.

Als besondere Verhältnisse sind in der amtlichen Begründung angeführt:

a. Nichtzentralisierte Versorgungsbereiche des Krankenhauses, die den Pflegedienst belasten
b. Vorhalten besonderer Behandlungsschwerpunkte
c. Nichtgewährleistung der Mindestbesetzung der Station.

---

[2] Eichhorn: Krankenhausbetriebslehre, Bd. I, S. 390

Zu Punkt a:

Die Pflege-Personalregelung setzt voraus, daß die pflegerischen Versorgungsbereiche vollzentralisiert sind. Ist dies nicht der Fall, wird das Pflegepersonal sowohl im Regeldienst als auch im Nachtdienst zusätzlich belastet. Ein vollzentralisierter Versorgungsbereich liegt nicht vor, wenn z. B.

— die horizontale und vertikale Wegführung aufgrund der baulichen Struktur unzureichend ist,

— für die Arbeit des Pflegedienstes die entsprechende Nutzfläche innerhalb von funktionell gestalteten Pflegeeinheiten fehlt,

— das Pflegepersonal mit Verwaltungsaufgaben im Zusammenhang mit der Patientenaufnahme befaßt wird,

— Betten und/oder Nachtschränke nicht zentral aufbereitet werden,

— die Sterilgutversorgung dezentral in den Pflegeeinheiten stattfindet,

— die Pflegeeinheiten nicht zentral mit Gütern und Hilfsmitteln versorgt werden,

— der Reinigungsdienst nicht zentralisiert ist,

— die Speisenversorgung dezentral und ohne Tablettsystem vorgenommen wird.

Dieser Katalog ist nicht abschließend, und es können weitere Abweichungen aufgeführt und geltend gemacht werden.

Sollen nichtzentralisierte oder teilzentralisierte Bereiche bei den Kostenträgern geltend gemacht werden, so muß vorher geprüft werden, ob diese Bereiche nicht durch Veränderung der innerbetrieblichen Organisation zu zentralisieren sind. Außerdem muß über einen längeren Zeitraum der dafür erforderliche Arbeitszeitaufwand je Patient und Tag erfaßt werden. Eine wertvolle Hilfestellung bietet die von der DKG aufgestellte Beschreibung der Einflußbereiche aus der Organisationsstruktur des Krankenhauses (Analytisches Konzept der DKG vom 7. 3. 1989). Die Wibera-AG entwickelte dabei im Auftrag der DKG die sogenannten Strukturvariablen als Hilfsinstrumente zur Bestimmung des jeweiligen Zentralisierungsgrades (s. h. Anlage 6).

Die nachfolgende Übersicht (Tab. 1) zeigt die bisher üblichen Minutenwerte für nicht-zentralisierte pflegerische Versorgungsdienste[3]. Bisher von den Krankenkassen hausindividuell anerkannte Zuschläge können weiterhin in Ansatz gebracht werden. Unter Punkt 4. der Übersicht ist der halbe Minutenwert geltend zu machen, da die Pflege-Personalregelung bereits im Tätigkeitsprofil für die Spezielle Pflege das pflegenotwendige Begleiten beim Patiententransportdienst berücksichtigt.

---

[3] PIK-AS, S. 90

Tab.1: Zuschläge für nicht vollzentralisierte Versorgungsdienste in folgenden Bereichen

Versorgungsdienste	Erwachsenenpflege Min./Pat./Tag	Kinderkrankenpflege Min./Pat./Tag
1. Direktversorgung mit Speisen	1,4	2,4
2. Bettenwechsel in der Bettenzentrale	2,4	4,1
3. Zentralsterilisation	0,3	0,6
4. Zentraler Hol- und Bringedienst mit Krankentransport	2,1 halber Wert: 1,05	3,5
5. Rationalisierung der Schreibarbeiten	1,0	1,8
6. Funktionell angelegte Pflegeeinheiten	1,8	3,0
7. Ausreichende vertikale Verbindung durch Aufzüge	1,0	1,8
8. Ausreichende Horizontalverbindung zu anderen Bereichen	1,0	1,8
Insgesamt:	9,95	19,0

Zu Punkt b:

Das Vorhalten von besonderen Behandlungsschwerpunkten wie z. B.

— Onkologie

— Nuklearmedizin

— Zentren für Schwerverbrannte oder Querschnittgelähmte

— AIDS-Stationen

führt zu erheblichen Mehrbelastungen und müssen daher bei den zu vereinbarenden Personalstellen berücksichtigt werden. Aber auch hier gilt, daß die Besonderheiten genau begründet werden und die Versorgung dieser Patientengruppen in gesonderten Pflegeeinheiten erfolgen muß.

Zu Punkt c:

Die Pflege-Personalregelung sieht vor, daß die Mindestbesetzung trotz strikter Anwendung der Pflege-Personalregelung, nicht immer sichergestellt werden kann. Gründe können z. B. sein:

— bauliche Gegebenheiten

— besondere Patientenversorgung

— besondere Patientenstruktur

— Neugeborenenzimmer.

Die zusätzlichen Personalstellen zur Absicherung der Mindestbesetzung sind mit den Vertragsparteien zu vereinbaren. Die Vertragsparteien werden einer Berücksichtigung der Mindestbesetzung nicht immer zustimmen und auf organisatorische oder bauliche Maßnahmen des Krankenhauses drängen.

4.2. Zweiter Abschnitt/Krankenpflege für Erwachsene

§ 4
Pflegestufen und Patientengruppen

(1)
Zur Ermittlung des Bedarfs an Fachpersonal für die Krankenpflege für Erwachsene werden die Patienten aufgrund der für sie notwendigen Pflegeleistungen gemäß Anlage 1 den Pflegestufen A 1 bis A 3 und gemäß Anlage 2 den Pflegestufen S 1 bis S 3 durch den Pflegedienst einmal täglich zwischen 12 und 20 Uhr zugeordnet:

Allgemeine Pflege	Spezielle Pflege
A 1 Grundleistungen	S 1 Grundleistungen
A 2 Erweiterte Leistungen	S 2 Erweiterte Leistungen
A 3 Besondere Leistungen	S 3 Besondere Leistungen

Die Zuordnung wird in der Pflegedokumentation ausgewiesen.

(2)
Jeder Patient ist aufgrund seiner Zuordnung nach Absatz 1 in einer der nachfolgend aufgeführten Patientengruppen auszuweisen:

Allgemeine Pflege / Spezielle Pflege	A 1 Grundleistungen	A 2 Erweiterte Leistungen	A 3 Besondere Leistungen
S 1 Grundleistungen	A 1 / S 1	A 2 / S 1	A 3 / S 1
S 2 Erweiterte Leistungen	A 1 / S 2	A 2 / S 2	A 3 / S 2
S 3 Besondere Leistungen	A 1 / S 3	A 2 / S 3	A 3 / S 3

Erläuterungen und Hinweise zu § 4 Absatz 1:

Für die Ermittlung des Personalbedarfs in der Krankenpflege für Erwachsene sieht die Pflege-Personalregelung in § 4 Absatz 1 vor, jeden Patienten einmal täglich in die Bereiche »Allgemeine Pflege« und »Spezielle Pflege« einzustufen. Die Einordnungsmerkmale ergeben sich aus den Anlagen des Gesetzestextes 1 und 2 für die Erwachsenenpflege und Anlage 3 und 4 für die Kinderkrankenpflege. Die Einstufung der Patienten hat einmal täglich zwischen 12 Uhr und 20 Uhr zu erfolgen. Es muß ein bestimmter Zeitpunkt zur Zuordnung der Patienten für das gesamte Krankenhaus festgelegt werden. Es hat sich ein möglichst später Zeitpunkt bewährt, damit z. B. Neuaufnahmen des gesamten Tages berücksichtigt werden können, Pflegeleistungen aufgrund von Visiten und postoperative Überwachungsleistungen geltend gemacht werden können. Zum Zeitpunkt der Einstufung bereits entlassene Patienten werden nicht erfaßt. Tagesklinische Patienten und Stundenfälle innerhalb eines Tages sind von dem festgelegten Zeitpunkt der Einstufung nicht betroffen und werden unabhängig davon erfaßt.

In diesem Absatz wird ebenfalls zwingend vorgeschrieben, die Zuordnung der Patienten in der Pflegedokumentation auszuweisen. Damit wird nochmals die Dokumentationspflicht gesetzlich festgeschrieben. Ohne Pflegedokumentation ist eine Einstufung der Patienten nicht möglich.

Erläuterungen und Hinweise zu § 4 Absatz 2:

Da jeder Patient täglich im A- und S-Bereich eingestuft werden muß, ergeben sich neun unterschiedliche Patientengruppen. Im Gegensatz zu den vorherigen vier Pflegekategorien der DKG aus dem analytischen Konzept wird mit dieser Einstufungsmethode das umfangreiche Leistungsspektrum der Pflege deutlicher nachweisbar. So kann ein Patient im »Allgemeinen Pflegebereich« sehr pflegeintensiv sein (A 3), aber wenig diagnostische und therapeutische Maßnahmen (S 1) beanspruchen. Auch werden Patienten besser berücksichtigt, die zwar in der »Allgemeinen Pflege« unabhängig sind (A 1), aber einen hohen Zeitwert in Diagnostik und Therapie (S 3) erfordern.

§ 5
Vereinbarungen der Vertragsparteien

(1)
Die Vertragsparteien vereinbaren für den nächsten Pflegesatzzeitraum die voraussichtliche durchschnittliche Zahl je Tag der

1. insgesamt zu behandelnden Patienten,
2. Patienten in den einzelnen Patientengruppen auf der Grundlage der Ergebnisse der Zuordnung nach § 4 Absatz 2,

3. Krankenhausaufnahmen,

4. gesunde Neugeborenen und

5. tagesklinisch zu behandelnden Patienten und Stundenfälle innerhalb eines Tages.

Bei der Vereinbarung der Zahlen nach Satz 1 Nr. 1 und 2 ist die durchschnittliche Belegung des Krankenhauses und deren Entwicklung im nächsten Pflegesatzzeitraum zu berücksichtigen.

(2)
Die Krankenhäuser haben die Zuordnung auf den Patientenerhebungsbögen zu dokumentieren und sie der Arbeitsgemeinschaft der Spitzenverbände der Krankenkassen jeweils nach Ablauf eines Kalendervierteljahres zu übersenden; hierfür stellt die Arbeitsgemeinschaft den Krankenhäusern Erhebungsvordrucke gemäß Anlage 5 zur Verfügung. Der Datenaustausch kann in gegenseitigem Einvernehmen auf beleglosen Datenträgern erfolgen.

(3)
Die Arbeitsgemeinschaft kann die Schlüssigkeit der Zuordnung der Patienten zu Pflegestufen prüfen und einen Vergleich der Krankenhäuser untereinander vornehmen. Sie wertet die Patientenerhebungsbögen zu diesem Zweck aus und teilt das Ergebnis den Vertragsparteien nach § 18 Absatz 2 des Krankenhausfinanzierungsgesetzes und den Beteiligten nach § 18 Absatz 1 Satz 2 des Krankenhausfinanzierungsgesetzes für die Pflegesatzverhandlung spätestens sechs Wochen nach Eingang der Erhebungsbögen mit; darüber hinaus teilt sie den Beteiligten nach § 18 Absatz 1 Satz 2 des Krankenhausfinanzierungsgesetzes das Ergebnis der Zuordnung für die Bundesrepublik Deutschland insgesamt und für die einzelnen Länder mit.

(4)
Die Arbeitsgemeinschaft hat die Patientenerhebungsbögen, bei belegloser Datenübermittlung die entsprechenden Datenträger, nach deren Auswertung unverzüglich zu vernichten, soweit eine Überprüfung gemäß Absatz 3 Satz 1 beabsichtigt ist, wird die Vernichtung bis zum Abschluß der Prüfung zurückgestellt. Die Krankenhäuser haben die Anlage 5 nach Eingang der Auswertung zu anonymisieren. Personenbezogene Daten dürfen nur für den in § 1 Absatz 1 Satz 2 genannten Zweck verwendet werden.

(5)
Die Vertragsparteien schließen nach § 16 Absatz 7 der Bundespflegesatzverordnung Rahmenvereinbarungen, die das Nähere regeln.

Erläuterungen und Hinweise zu § 5 Absatz 1:

Die Pflegesätze eines Krankenhauses sind nach dem Krankenhausfinanzierungsgesetz im voraus zu kalkulieren. Aus diesem Grund wird in diesem Absatz

vorgeschrieben, daß die Vertragsparteien für den nächsten Pflegesatzzeitraum folgende Zahlen vereinbaren:

a. die insgesamt zu behandelnden Patienten

b. Patienten in den einzelnen Patientengruppen

c. Krankenhausaufnahmen

d. gesunde Neugeborene

e. tagesklinisch zu behandelnde Patienten und Stundenfälle innerhalb eines Tages.

Bei den insgesamt zu behandelnden Patienten fallen solche weg, die unter den Punkten d und e aufgeführt werden. Abgezogen werden ebenfalls die Pflegetage aus der Psychiatrie, Intensivpflege, Dialyse und der Kinderkrankenpflege.

Die Patientenzahl in den einzelnen Patientengruppen ergibt sich aus der täglichen Zuordnung gemäß § 4 Absatz 2 der Pflege-Personalregelung.

Die Krankenhausaufnahmen sind Aufnahmen von außen, auch die, die unter Punkt e fallen, und keine internen Verlegungen. Auch von den Krankenhausaufnahmen von außen müssen folgende abgezogen werden:

— die Aufnahmen der Psychiatrie

— die Aufnahmen der Dialyse

— die Aufnahmen der Kinderkrankenpflege.

Nicht bereinigt werden die Krankenhausaufnahmen von außen in der Intensivpflege, da für diese Patienten gemäß § 6 der Fallwert für die Aufnahme angerechnet wird.

Bei der Vereinbarung der durchschnittlichen Belegung und Verteilung auf die einzelnen Patientengruppen je Tag für den nächsten Pflegesatzzeitraum ist nicht nur der abgelaufene Zeitraum maßgebend, sondern auch voraussichtliche Entwicklungen wie z. B.:

— neue Fachabteilungen

— geänderte Patientenstrukturen

— neue Behandlungsschwerpunkte.

Erläuterungen und Hinweise zu § 5 Absatz 2:

In diesem Absatz werden die Krankenhäuser verpflichtet, die Zuordnung der einzelnen Patienten gemäß Anlage 5 der Pflege-Personalregelung vorzunehmen. Die Erhebungsbögen der Anlage 5 werden von den Kostenträgern den Krankenhäusern zur Verfügung gestellt. Sie sind für jeden Patienten auszufüllen und nach Ablauf eines jeden Kalendervierteljahres der Arbeitsgemeinschaft der Spitzenverbände der Krankenkassen zur Auswertung zur Verfügung zu stellen.

Da es sich um eine hohe Anzahl von Erhebungsbögen und Daten handelt, ist es angebracht, einen Datenträgeraustausch mit den Arbeitsgemeinschaften der Spitzenverbände der Krankenkassen vorzunehmen. Dies ist aber nur bei einer EDV-Erfassung im Krankenhaus möglich.

Erläuterungen und Hinweise zu § 5 Absatz 3:

In diesem Absatz wird geregelt, welche Aufgaben die Arbeitsgemeinschaft der Spitzenverbände der Krankenkassen mit der Zusendung der Erhebungsbögen haben. Danach hat die Arbeitsgemeinschaft der Spitzenverbände der Krankenkassen

— die Erhebungsbögen auszuwerten,

— zu prüfen und

— einen Vergleich der Krankenhäuser untereinander vorzunehmen.

Die Ergebnisse der Auswertung sind den Vertragsparteien und Beteiligten gemäß § 18 Krankenhausfinanzierungsgesetz (KHG) für die Pflegesatzverhandlung mitzuteilen.

Vertragsparteien gemäß § 18 Absatz 2 KHG sind:

— der Krankenhausträger und

— Sozialleistungsträger oder Arbeitsgemeinschaften von Sozialleistungsträgern, soweit 5 % der Berechnungstage des Krankenhauses im Jahr vor Beginn der Pflegesatzverhandlung auf deren Mitglieder entfallen sind.

Beteiligte gemäß § 18 Absatz 1 Satz 2 KHG sind:

— die Landeskrankenhausgesellschaften,

— die Landesverbände der Krankenkassen,

— der Verband der Ersatzkassen,

— der Landesausschuß des Verbandes der privaten Krankenversicherung.

Die Beteiligten erhalten über die Auswertung für die Pflegesatzverhandlung hinaus noch eine Auswertung der Zuordnung der Patienten für die einzelnen Länder und das gesamte Bundesgebiet.

An dieser Stelle möchten wir festhalten, daß die Krankenkassen durch die Zuordnung der Patienten gemäß Anlage 5 der Pflege-Personalregelung und deren Auswertung ein Instrument in der Hand haben, mit dem sie jedes Krankenhaus miteinander vergleichen können. Wir kommen zum »gläsernen« Krankenhaus.

Erläuterungen und Hinweise zu § 5 Absatz 4:

In diesem Absatz werden datenschutzrechtliche Regelungen festgelegt, wann und wie Daten der Patienten anhand der Erfassungsbögen gemäß Anlage 5 zu vernichten bzw. zu anonymisieren sind. Damit sind aber nicht die einzelnen Erfassungsbögen der Station gemeint, die Bestandteil der Pflegedokumentation und damit der Krankenakte sind.

Erläuterungen und Hinweise zu § 5 Absatz 5:

In diesem Absatz werden die Vertragsparteien verpflichtet, zu § 5 der Pflege-Personalregelung Rahmenvereinbarungen abzuschließen. Die Rahmenvereinbarungen könnten z. B.

— Information und Beteiligung der Krankenhäuser oder

— Widerspruch gegen Auswertungen regeln.

§ 6
Minutenwerte

(1)
Als Pflegegrundwert werden je Patient und Tag 30 Minuten zugrunde gelegt.

(2)
Der Personalbemessung für die Patientengruppen nach § 4 Absatz 2 sind je Patient und Tag folgende Minutenwerte zugrunde zu legen:

Patienten-gruppe	Minuten-wert	Patienten-gruppe	Minuten-wert	Patienten-gruppe	Minuten-wert
A 1/S1	52	A2/S1	98	A3/S1	179
A1/S2	62	A2/S2	108	A3/S2	189
A1/S3	88	A2/S3	134	A3/S3	215

(3)
Für jede Krankenhausaufnahme wird ein Fallwert von 70 Minuten zugrunde gelegt.

(4)
Für jedes wegen des Krankenhausaufenthaltes der Mutter zu versorgende gesunde Neugeborene wird ein Wert von 110 Minuten je Tag zugrunde gelegt.

(5)
Für Tagesklinisch zu behandelnde Patienten und Stundenfälle innerhalb eines Tages gelten die halben Minutenwerte nach den Absätzen 1 und 2 und der volle Minutenwert nach Absatz 3.

Erläuterungen und Hinweise zu § 6 Absatz 1 bis 5:

Die in § 6 der Pflege-Personalregelung festgelegten Minutenwerte sind die Grundlage für die Personalbedarfsbemessung. Die Minutenwerte geben an, welcher Arbeitszeitaufwand für

— den Pflegegrundwert,

— die Patientengruppen,

— die Krankenhausaufnahmen von außen,

— die gesunden Neugeborenen und

— die tagesklinisch zu behandelnden Patienten und Stundenfälle innerhalb eines Tages erforderlich sind.

Eine genaue Detaillierung von § 6 finden Sie unter Punkt 5.:

»Das Konzept der Pflege-Personalregelung«.

§ 7
Ermittlung der Personalstellen

Die Personalstellen für ein Krankenhaus werden ermittelt, indem

1. der Pflegegrundwert nach § 6 Absatz 1 mit der Zahl der Patienten nach § 5 Abs. 1 Nr. 1 vervielfacht wird,

2. die Minutenwerte der Patientengruppen nach § 6 Abs. 2 mit der entsprechenden Zahl der Patienten nach § 5 Abs. 1 Nr. 2 vervielfacht werden,

3. der Minutenwert nach § 6 Abs. 3 mit der Zahl der Krankenhausaufnahmen je Tag nach § 5 Abs. 1 Nr. 3 vervielfacht wird,

4. der Minutenwert nach § 6 Abs. 4 mit der Zahl der gesunden Neugeborenen nach § 5 Abs. 1 Nr. 4 vervielfacht wird und

5. die Minutenwerte nach § 6 Abs. 5 mit der Zahl der tagesklinisch zu behandelnden Patienten und Stundenfälle innerhalb eines Tages nach § 5 Abs. 1 Satz 1 Nr. 5 vervielfacht werden.

Die sich aus den Minutenwerten der Nummern 1 bis 5 ergebende Gesamtstundenzahl ist in Planstellen umzurechnen. Die Höhe der Ausfallzeiten wird von den Vertragsparteien unter Zugrundelegung einer angemessenen Arbeitsorganisation vereinbart.

Erläuterungen und Hinweise zu § 7:

Zur Ermittlung der Personalstellen verweisen wir auf die ausführlichen Berechnungsbeispiele unter Punkt 8 dieses Buches.

§ 8
Leitende Krankenpflegepersonen

Unabhängig von der Stelle für die Leitung des Pflegedienstes erhält das Krankenhaus anteilig über die nach § 7 ermittelten Personalstellen hinaus für jeweils 80 Beschäftigte im Pflegedienst einschließlich Nachtdienst zusätzlich eine volle Stelle für eine leitende Krankenpflegeperson oberhalb der Stationsebene.

Erläuterungen und Hinweise zu § 8:

Dieser Paragraph sieht vor, daß neben den in der Pflege-Personalregelung vorgesehenen Personalstellen und der Stelle für die Pflegedienstleitung, weitere Stellen für leitende Krankenpflegepersonen oberhalb der Stationsebene geschaffen werden.

Der Begriff »oberhalb der Stationsebene« legt fest, daß die leitenden Krankenpflegepersonen hierarchisch über den Stationsleitungen angesiedelt werden und direkt unterhalb der Pflegedienstleitung. Für jeweils 80 Beschäftigte im Pflegedienst wird eine Stelle für eine leitende Krankenpflegeperson vorgesehen. Bei Abweichungen der Beschäftigtenzahl kann die Stelle auch anteilig berechnet werden. Zur klaren Tätigkeitsabgrenzung dieser Stelle zu den übrigen Stellen sollte eine Stellenbeschreibung erarbeitet werden. Wie diese Stelle in das Organisationsgefüge eines Krankenhauses eingebunden ist, unterliegt der Organisationsfreiheit eines jeden Krankenhauses.

Beschäftigte in diesem Sinne sind alle Mitarbeiter im Pflegedienst, die unter die Pflege-Personalregelung fallen. Somit auch die Mitarbeiter des Nachtdienstes. Nach der amtlichen Begründung fallen unter Beschäftigte nicht die Krankenpflegeschülerinnen und -schüler. Man sollte diese Gruppe aber im Verhältnis 1:7 (Krankenschwester/-pfleger) bzw. 1:6 (Krankenpflegehelferin/-helfer) auf die Zahl der Beschäftigten anrechnen. Die Zahl der Beschäftigten richtet sich nicht nach der Zahl der Vollkräfte, sondern bezieht sich auf die »Anzahl Köpfe«, also alle beschäftigten Mitarbeiter, auch Teilzeitbeschäftigte und Aushilfen.

4.3. Dritter Abschnitt/ Kinderkrankenpflege

§ 9
Pflegestufen und Patientengruppen

(1)
Zur Ermittlung des Bedarfs an Kinderkrankenschwestern und -pflegern werden die Patienten aufgrund der für sie notwendigen Pflegeleistungen gemäß Anlage 3 den Pflegestufen KA 1 bis KA 3, jeweils unterteilt in Frühgeborene, kranke Neugeborene und Säuglinge (F), Kleinkinder (K) sowie Schulkinder und Jugendliche (J) und gemäß Anlage 4 den Pflegestufen KS 1 bis KS 3 durch den Pflegedienst einmal täglich zwischen 12 und 20 Uhr zugeordnet:

Allgemeine Pflege	F	K	J	Spezielle Pflege
KA 1 Grundleistungen				KS 1 Grundleistungen
KA 2 Erweiterte Leistungen				KS 2 Erweiterte Leistungen
KA 3 Besondere Leistungen				KS 3 Besondere Leistungen

Die Zuordnung wird in der Pflegedokumentation ausgewiesen.

(2)

Jeder Patient ist aufgrund seiner Zuordnung nach Absatz 1 in einer der nachfolgend aufgeführten Patientengruppen auszuweisen:

Allgemeine Pflege / Spezielle Pflege	KA 1 Grund- leistungen	KA 2 Erweiterte Leistungen	KA3 Besondere Leistungen
KS 1 Grund- leistungen	KA 1-F/KS 1 KA 1-K/KS 1 KA 1-J/KS 1	KA 2-F/KS 1 KA 2-K/KS 1 KA 2-J/KS 1	KA 3-F/KS 1 KA 3-K/KS 1 KA 3-J/KS 1
KS 2 Erweiterte Leistungen	KA 1-F/KS 2 KA 1-K/KS 2 KA 1-J/KS 2	KA 2-F/KS 2 KA 2-K/KS 2 KA 2-J/KS 2	KA 3-F/KS 2 KA 3-K/KS 2 KA 3-J/KS 2
KS 3 Besondere Leistungen	KA 1-F/KS 3 KA 1-K/KS 3 KA 1-J/KS 3	KA 2-F/KS 3 KA 2-K/KS 3 KA 2-J/KS 3	KA 3-F/KS 3 KA 3-K/KS 3 KA 3-J/KS 3

§ 5 gilt entsprechend.

Erläuterungen und Hinweise zu § 9 Absatz 1 und 2:

Dieser Paragraph findet nur dann Anwendung, wenn die pflegerische Versorgung auf der Station von Kinderkrankenschwestern erfolgt.

Zur Ermittlung der Pflegestufen gemäß Anlage 3 und 4 werden drei Altersgruppen gebildet.

a. Frühgeborene, kranke Neugeborene und Säuglinge: Frühgeborene sind Säuglinge bis zur 37. Schwangerschaftswoche und unter 2500 g Gewicht.
Kranke Neugeborene sind Kinder bis zum 28. Lebenstag.
Säuglinge sind Kinder bis zum 12. Lebensmonat.

b. Kleinkinder:
Kleinkinder sind Kinder ab dem 13. Lebensmonat und bis zum 5. Lebensjahr.

c. Schulkinder und Jugendliche:
Schulkinder sind Kinder ab dem 6. Lebensjahr und Jugendliche bis zum 17. Lebensjahr.

Ansonsten wird auf die Erläuterungen und Hinweise zu § 4 der Pflege-Personalregelung hingewiesen.

§ 10
Minutenwerte

(1)

Als Pflegegrundwert werden je Patient und Tag 33 Minuten zugrunde gelegt.

(2)

Der Personalbemessung für die Patientengruppen nach § 9 Absatz 2 sind je Patient und Tag folgende Minutenwerte zugrunde zu legen:

Patienten- gruppe	Minuten- wert	Patienten- gruppe	Minuten- wert	Patienten- gruppe	Minuten- wert
KA 1-F/KS 1	113	KA 2-F/KS 1	149	KA 3-F/KS 1	236
KA 1-K/KS 1	118	KA 2-K/KS 1	153	KA 3-K/KS 1	230
KA 1-J/KS 1	54	KA 2-J/KS 1	116	KA 3-J/KS 1	188
KA 1-F/KS 2	162	KA 2-F/KS 2	198	KA 3-F/KS 2	285
KA 1-K/KS 2	167	KA 2-K/KS 2	202	KA 3-K/KS 2	279
KA 1-J/KS 2	103	KA 2-J/KS 2	165	KA 3-J/KS 2	237
KA 1-F/KS 3	238	KA 2-F/KS 3	274	KA 3-F/KS 3	361
KA 1-K/KS 3	243	KA 2-K/KS 3	278	KA 3-K/KS 3	355
KA 1-J/KS 3	179	KA 2-J/KS 3	241	KA 3-J/KS 3	313

(3)

Für jede Krankenhausaufnahme wird ein Fallwert von 45 Minuten zugrunde gelegt.

(4)

Für die Ermittlung der Personalstellen gelten § 6 Absatz 5, § 7 und § 8 entsprechend.

Erläuterungen und Hinweise zu § 10 Absatz 1 bis 4:

Wir verweisen an dieser Stelle auf die entsprechenden Hinweise zu § 6.

4.4. Vierter Abschnitt/ Schlußvorschriften

§ 11
Übergangsvorschriften

(1)

Die Personalbemessung nach dieser Regelung ist erstmals der auf den 1. Januar 1993 folgenden Pflegesatzverhandlung zugrunde zu legen. Auf Verlangen einer Vertragspartei ist das Budget für einen im Jahr 1993 noch laufenden Pflegesatzzeitraum auf der Basis der vom Krankenhaus vorgelegten Zuordnung ohne das Verfahren nach § 5 Absatz 3 neu zu vereinbaren, sobald die Patientenzuordnung für ein Kalendervierteljahr vorliegt. Dabei ist eine nach dieser Regelung höhere Personalbemessung nur für die Restlaufzeit des Pflegesatzzeitraumes zugrunde zu legen.

(2)

Die Personalbemessung nach dieser Regelung wird in einem Übergangzeitraum vom 1. Januar 1993 bis zum 31. 12. 1996 eingeführt. Soweit sie noch nicht erreicht ist, vereinbaren die Vertragsparteien im Rahmen jeder Pflegesatzvereinbarung eine jährliche stufenweise Anpassung, bei der die Abweichung zwischen der in der letzten Pflegesatzvereinbarung vereinbarten Personalbesetzung und der Personalbemessung nach dieser Regelung auf den verbleibenden Übergangszeitraum verteilt wird.

---

(3)
Werden die nach Absatz 2 zusätzlich vereinbarten Personalstellen während des Pflegesatzzeitraumes ganz oder teilweise nicht besetzt und sind dem Krankenhaus deshalb geringere Personalkosten als vorauskalkuliert entstanden, sind Budgetanteile in Höhe der nicht entstandenen Personalkosten zu erstatten. Der Erstattungsbetrag ist über das Budget des folgenden Pflegesatzzeitraumes zu verrechnen.

Erläuterungen und Hinweise zu § 11 Absatz 1:

Die Pflege-Personalregelung wird erstmals nach dem 1. 1. 1993 für die folgenden Pflegesatzverhandlungen angewandt. Für das laufende Jahr 1993 kann das Budget noch neu vereinbart werden, wenn die Erhebungsbögen zur Patientenzuordnung für ein Kalendervierteljahr vorliegen. Der Absatz 1 schreibt in diesem Fall vor, daß im Jahre 1993 das aufwendigere Verfahren nach § 5 Absatz 3 (Prüfung, Auswertung und Mitteilung der Ergebnisse) nicht anzuwenden ist. Ergibt sich für das Jahr 1993 eine höhere Personalbemessung, darf diese nur noch für die Restlaufzeit des Pflegesatzzeitraumes 1993 vereinbart werden, d. h. nach dem Zeitpunkt der Einigung durch die Vertragsparteien. Außerdem muß der Absatz 2 (stufenweise Anpassung)

berücksichtigt werden. Dieser Absatz soll eine rasche Umsetzung der Pflege-Personalregelung sicherstellen und damit eine Verbesserung der Personalsituation noch im 1. Jahr ermöglichen.

Erläuterungen und Hinweise zu § 11 Absatz 2:

Dieser Absatz sieht vor, daß die Umsetzung der Pflege-Personalregelung auf vier Jahre bis Ende 1996 verteilt werden soll. Der zusätzliche Personalbedarf, der sich aus den alten Stellen und dem neuen Stellenplan nach der Pflege-Personalregelung ergibt, ist stufenweise um jeweils 25 % umzusetzen. Das heißt, wenn sich 12 zusätzliche Planstellen ergeben, sind jährlich 3 Planstellen für das Budget geltend zu machen. Der Personalbedarf nach der Pflege-Personalregelung ist aber jedes Jahr neu zu ermitteln und auf den verbleibenden Übergangszeitraum der 4 Jahre neu zu verteilen.

Erläuterungen und Hinweise zu § 11 Absatz 3:

Werden die aufgrund der Pflege-Personalregelung vereinbarten Personalstellen nicht oder nur teilweise besetzt, so sind die eingesparten Personalkosten im folgenden Pflegesatzzeitraum zu erstatten. Wenn aufgrund der nicht besetzten Stellen Mehrkosten entstanden sind, z. B. durch Überstunden oder Beschäftigung von Aushilfskräften, so sind diese Kosten gegenzurechnen. Bei der derzeitigen Arbeitsmarktsituation könnte dies durchaus möglich sein.

5. Das Konzept der Pflege-Personalregelung

Die Pflege-Personalregelung orientiert sich an den pflegerischen Leistungen, d. h. neben direkt patientenbezogenen Leistungen werden darüber hinaus zusätzlich als Leistungen bewertet:

— Tätigkeiten in Zusammenhang mit Leitung und Organisation einer Pflegeeinheit = Pflegegrundwert
— Tätigkeiten in Zusammenhang mit Aufnahme eines Patienten als »Aufnahme von außen« = Fallwert.

Durch die PPR sollen die Voraussetzungen verbessert werden, unter denen Krankenpflege stattfindet. So ist nicht mehr die durchschnittlich belegte Bettenzahl Grundlage der Stellenplanberechnung, sondern die durchschnittliche Zahl der Patienten, die, gemessen am pflegerischen Aufwand, den verschiedenen Pflegestufen zugeordnet werden. Dieser Lösungsansatz ermöglicht eine leistungsgerechte und wirtschaftliche Personalbemessung. Die tägliche Einstufung stellt den unterschiedlichen pflegerischen Aufwand während des Krankenhausaufenthaltes dar. (vgl. Punkt 3.: »Grundsätze des Konzeptes«).

§ 1 Abs. 3 beinhaltet: »Ziel dieser Regelung ist, eine ausreichende, zweckmäßige und wirtschaftliche sowie an einem ganzheitlichen Pflegekonzept orientierte Pflege der stationär oder teilstationär zu behandelnden Patienten zu gewährleisten, die einer Krankenhausbehandlung im Sinne von § 39 Abs. 1 des Fünften Buchs des Sozialgesetzbuches bedürfen.« Damit ist deutlich festgelegt worden, daß sich die Pflegeorganisation dem Wirtschaftlichkeitsgebot nach § 12 des Fünften Buchs des Sozialgesetzbuches (SBG V) angliedern muß. Die Pflege

selbst soll sich an einem ganzheitlichen Pflegekonzept orientieren, d. h. die emotionalen, sozialen, geistigen, physischen und wirtschaftlichen Bedürfnisse der Patienten sollen bei der Pflege berücksichtigt werden. Die Frage stellt sich, ob hier nicht ein unüberbrückbarer Widerspruch vorhanden ist. Ganzheitliche Pflege bedeutet einen hohen qualitativen und quantitativen Anspruch an Pflege und Personaleinsatz. Diese »optimalen« Bedingungen sollen aber mit einer »ausreichenden« Pflege gewährleistet werden.

5.1. Die Erwachsenenkrankenpflege

Der für den Patienten erforderliche Pflegeaufwand ergibt sich aus seinen Grundbedürfnissen, die er ganz oder teilweise nicht mehr selbständig erfüllen kann und aus dem pflegerischen Aufwand für Diagnostik und Therapie. Entsprechend erfolgt eine Aufteilung in »Allgemeine Pflege« und »Spezielle Pflege«. Die für den einzelnen Patienten notwendige Pflege unterscheidet man in Grundleistungen, erweiterte Leistungen und besondere Leistungen (§ 4 Abs. 1).

Unter »notwendiger Pflege« sollen laut DKG-Empfehlung[4] nicht die erbrachten Pflegeleistungen verstanden werden und die entsprechend der Pflegeplanung definierten Leistungen, sondern die notwendigen Pflegeleistungen i. S. des SGB V, so wie sie sich zum Zeitpunkt der Einstufung darstellen. Wären nur erbrachte Pflegeleistungen zu berücksichtigen, dann würde dies dazu führen, daß sich bei schlechter Personalausstattung, also geringerer Leistung, keine Verbesserung im Personalbestand ergeben würde. Es würde somit ein schlechter Ist-Zustand festgeschrieben, der keine qualitative Leistungsverbesserung der Pflege zuläßt. Es ist allerdings fraglich, wie dies in der Praxis aussehen soll. Denn einerseits ist die Dokumentation, also der Nachweis der geplanten und durchgeführten Pflege, Grundlage der Berechnung und letztendlich der Prüfung durch den medizinischen Dienst. Andererseits erscheint uns die Dokumentation notwendiger, aber nicht zu erbringender Leistungen juristisch zumindest sehr fragwürdig.

Die Minutenwerte, die den Teilbereichen zur Berechnung des Personalbedarfes zugrunde liegen, wurden anhand von Tätigkeitsprofilen in der durch

Tab. 2: Grundsätze zur Personalbedarfsermittlung in der Pflege-Personalregelung

Teilbereiche	Minutenwerte	
	Erwachsenenpflege	Kinderkrankenpflege
Grundwert	§ 6 Abs. 1	§ 10 Abs. 1
direkte Pflege	§ 6 Abs. 2	§ 10 Abs. 2
Fallwert	§ 6 Abs. 3	§ 10 Abs. 3
gesunde Neugeborene	§ 6 Abs. 4	—
tagesklinisch zu behandelnde Pat. und Std. fälle innerhalb eines Tages	§ 6 Abs. 5	§ 10 Abs. 4 i. V. mit § 6 Abs. 5

---

[4] KGNW-Rundschreiben Nr. 214/92 vom 1. 12. 1992

die Bundesregierung berufenen Expertengruppe erarbeitet. Die Zeitwerte selbst wurden anhand bestehender Studien und Praxiserfahrungen ermittelt, unter Berücksichtigung der Finanzierbarkeit. Es ist somit davon auszugehen, daß die PPR sicherlich versucht, dem Anspruch einer leistungsorientierten Personalbedarfserrechnung gerecht zu werden. Fraglich ist allerdings, ob die »Qualitätsverbesserung« in der Pflege sachlich nicht nur auf verbesserten Ist-Zeitwerten basiert, die sich kompromißhafterweise der Finanzierbarkeit der Kostenträger unterwirft.

Die zugrundeliegenden Tätigkeitsprofile orientieren sich an den Anforderungen einer modernen Krankenpflege. Diese wird von der Expertengruppe wie folgt festgelegt: »Krankenpflege heißt, den Patienten in seiner aktuellen konkreten Situation und Befindlichkeit aufnehmen, ihn annehmen, sich ihm liebevoll zuwenden, ihn umsorgen, sich für ihn einsetzen, ihn gegebenenfalls auf seinem Weg zum Tod begleiten. Darüber hinaus werden seine Familie und seine soziale Umgebung mit berücksichtigt und — wenn möglich — in die Betreuung miteinbezogen. Personale Pflege setzt voraus, daß zwischen Pflegenden und Gepflegten Beziehungen entstehen, in denen anvertrautes Leiden und Leben gemeinsam getragen werden können. Diese Beziehungen leben von Kommunikation in vielfältiger Ausgestaltung, vor allem in Gesprächen. Ganzheitliche Pflege umfaßt daher alle Maßnahmen, die notwendig sind und die dazu beitragen, daß der Patient seine Selbständigkeit so bald als möglich und so vollständig wie möglich wiedererlangt oder aber würdevoll sterben kann.«[5] (vgl. Punkt 3.: »Grundsätze des Konzeptes«)

5.1.1. Der Pflegegrundwert

Der Pflegegrundwert (§ 6 Abs. 1) erfaßt die Leistungen des Pflegedienstes, die keinen unmittelbaren Patientenbezug haben, dennoch aber von entscheidender Bedeutung für die Pflegequalität sind, z. B. pflege- und behandlungsbezogene Besprechungen, Leistungen im Zusammenhang mit Leitungsaufgaben und Arbeitsablauforganisation, innerbetriebliche Fortbildung und Maßnahmen zur Sicherung der pfleg,erischen Qualität.

Tätigkeiten der Pflege im Zusammenhang mit Mentorentätigkeit und Praxisanleitung sind in der Anrechnungsverordnung von Krankenpflegeschülerinnen und -schülern berücksichtigt.

Nach § 15 Abs. 2 BPflV sind Schüler/Schülerinnen für den Beruf der Krankenpflege bzw. Kinderkrankenpflege im Verhältnis von 7:1 auf eine Planstelle, in der Krankenpflegehilfe im Verhältnis von 6:1 anzurechnen.

Der Pflegegrundwert wird in der allgemeinen Erwachsenenkrankenpflege mit 30 Minuten je Tag und je Patient berechnet.

Das nachfolgende Tätigkeitsprofil (Tab. 3) zeigt detailliert wie die 30 Minuten zustandekommen. Es wurde das umfangreiche Spektrum pflegerischer Tätigkeiten berücksichtigt, die bisher weder stellenplanmäßig noch von verschiedenen Berufsgruppen im Krankenhaus genügend beachtet worden sind. Die Bewertung dieser Tätigkeiten zielt in Richtung Qualitätssicherung und -verbesserung.

Tab. 3: Tätigkeitsprofil für den Pflegegrundwert[6]:

Tätigkeiten	Minuten je Pat. und Tag
Leistungen im Zusammenhang mit pflege- und behandlungsbezogenen Besprechungen — Dienstübergaben — Einarbeiten neuer Mitarbeiter, einschließlich Anleiten und Unterweisen — Teilnahme an innerbetrieblichen, stationsbezogenen Gesprächen zur Betreuung und Unterstützung der Pflegenden (z. B. Supervision) — stationsbezogene Qualitätssicherung	12,9
Leistungen im Zusammenhang mit Leitungsaufgaben — Personaleinsatzplanung — Mitarbeiterbesprechungen und Einzelgespräche — Teilnahme an stationsübergreifenden Dienstbesprechungen — Kontrollaufgaben im Rahmen der internen Budgetierung	3,6
Leistungen im Zusammenhang mit der Ablauforganisation — Disposition von Arzneimitteln und Materialien, sowie Anforderung von Leistungen außerhalb von Diagnostik und Therapie — Verwaltungsaufgaben — nicht planbare Hol- und Bringedienste — Hygiene-, Sicherheits- und Umweltschutzmaßnahmen	10,5
Innerbetriebliche Fortbildung	3,0
Summe	30,0

5.1.2. Der Fallwert

Für jede Krankenhausaufnahme wird ein Fallwert von 70 Minuten zugrunde gelegt (§ 6 Abs. 3).

---

[5] KGNW-Rundschreiben Nr. 113/92
[6] KGNW-Rundschreiben Nr. 214/92

Der Fallwert berücksichtigt externe Aufnahmen von Patienten. Krankenhausinterne Verlegungen werden nicht berücksichtigt. Aber jede »Aufnahme von außen« wird mit 70 Minuten berechnet, unabhängig ob der Patient innerhalb des Berechnungszeitraumes (6.00–20.00 Uhr) aufgenommen wird oder zu einer anderen Zeit. Wir gehen davon aus, daß wenn ein Patient z. B. in der Nacht stationär aufgenommen wird, der überwiegende Anteil der Tätigkeiten (siehe Tab. 4) am nächsten Tag erledigt wird. Zusätzlich beinhaltet der Fallwert die Tätigkeiten im Zusammenhang mit der Entlassung des Patienten, die in der Regelarbeitszeit erfolgt.

Der Fallwert ermöglicht bei einer Veränderung der Verweildauer eine dynamische Anpassung der Personalressourcen. Dies wirkt sich positiv auf den Stationen aus, wo eine kurze Verweildauer gegenüber der Pflegeintensität überwiegt.

Tab. 4: Tätigkeitsprofil für den Fallwert[7]

Tätigkeiten	Fallwert in Minuten je Aufnahme
Tätigkeiten im Zusammenhang mit Aufnahmen von außen, Verlegungen, Entlassungen und Versorgung Verstorbener, insbesondere — Abholen von Patienten von der Notaufnahme zur Aufnahme in die Pflegeeinheit — Empfang und Einweisen von Patienten und Angehörigen — Durchführen erster Pflegemaßnahmen einschließlich Pflegeanamnese und Einleiten diagnostischer Maßnahmen — Zusammenstellen der erforderlichen Verlegungs- oder Entlassungsunterlagen einschließlich des Übergabeberichtes der Pflege — Abschluß- und Informationsgespräch mit Patienten und Angehörigen sowie Unterstützen bei der Entlassung und Nachbereiten des Zimmers — Versorgung Verstorbener und Gespräch mit den Angehörigen	
Summe	70

5.1.3. Die Patientengruppen

Pflegerische Tätigkeiten verschiedener Intensitäten werden bestimmten Leistungsbereichen zugeordnet und somit Patientengruppen gebildet. Wir unter-

scheiden den Bereich »Allgemeine Pflege« (Grundbedürfnisse, Grundpflege) und den Bereich der »Speziellen Pflege« (Behandlungspflege, Therapie, Diagnostik). Da jeder Patient täglich im A- und S-Bereich eingestuft wird, ergeben sich neun verschiedene Patientengruppen. Die Addition der Minutenwerte der Tätigkeitskataloge der »Allgemeinen und Speziellen Pflege« ergeben die Minutenwerte je Patient und Tag, bezogen auf den Regeldienst (s. h. § 6 Abs. 2).

5.1.3.1. Die Allgemeine Pflege

Dem Einstufungsschema der Allgemeinen Pflege liegen von der Expertengruppe erarbeitete Tätigkeitsprofile zugrunde. In den Tätigkeitsprofilen sind alle Pflegeleistungen verdichtet aufgelistet, auf deren Basis eine Leistungsbewertung durch die Expertengruppe erfolgen konnte.

Das Tätigkeitsprofil für die Allgemeine Pflege bezieht sich auf folgende Leistungsbereiche:

— Körperpflege
— Ernährung
— Ausscheidung
— Bewegung und Lagerung
— Kommunikation
— Pflegeplanung/Dokumentation.

Die Bildung der Tätigkeitsgruppen orientiert sich an den Aktivitäten des täglichen Lebens und berücksichtigt den Zeitaufwand einer aktivierenden Pflege.

Im Tätigkeitsprofil (Tab. 5) wird der Pflegeaufwand in drei verschiedenen Intensitätsstufen bewertet. Diese entsprechen den Pflegestufen der Einordnungsschemata. Die von der Expertenkommission ermittelten Minutenwerte je Patient und Tag sind je Pflegestufe detailliert aufgeschrieben.

Man unterscheidet drei Intensitäten der Pflegestufen[8]:

Pflegestufe A1

Dieser Pflegestufe sind die Patienten zuzuordnen, die selbständig sind und nur minimale Pflegeleistungen und Serviceleistungen in Anspruch nehmen.

Es handelt sich in dieser Pflegestufe um Patienten, die zur Erfüllung ihrer Grundbedürfnisse keine oder nur geringe Hilfe beanspruchen, im Alltagssprachgebrauch die sog. »Aufstehpatienten«. Es wird sich in Zukunft die Frage stellen, ob diese Patienten überhaupt noch stationär aufgenommen werden dürfen, oder ob sie nicht, gerade, wenn sie auch im S-Bereich in die Pflegestufe 1 einhören, ambulant bzw. in einer Art Hotelleistung zu betreuen sind.

Pflegestufe A2

Dieser Stufe sind die Patienten zuzuordnen, die Pflegeleistungen im Sinne von Hilfe oder Unterstützung für weitgehend selbständige Verrichtungen in Anspruch nehmen. Die helfenden und unterstüt-

[7] KGNW-Rundschreiben Nr. 214/92
[8] KGNW-Rundschreiben Nr. 214/92

Tab. 5: Tätigkeitsprofil für die »Allgemeine Pflege«[9]

Tätigkeiten	Minuten je Pat. und Tag		
	A 1	A 2	A 3
Leistungen im Zusammenhang mit der Körperpflege, insbesondere Bereitstellen von Utensilien, Nachbereiten, sowie orientierende Hilfen Waschen und Pflegen des Körpers einschl. Bekleidungswechsel Aktivieren zur Körperpflege Haarpflege und Gesichtsrasur Mundhygiene einschl. Infektionsprophylaxe	0,7	10,21	36,9
Leistungen im Zusammenhang mit der Ernährung, insbesondere Erfassen der Essenswünsche einschl. Beraten Bereitstellen von Speisen, Getränken und Zwischenmahlzeiten Hilfen beim Essen und Trinken einschl. Sondenernährung und Aktivieren Zubereiten oder Erwärmen der Nahrung in der Pflegeeinheit Überwachen der Nahrungsaufnahme und Abräumen des Geschirrs	5,98	17,38	32,99
Leistungen im Zusammenhang mit Ausscheidungen, insbesondere Bereitstellen von Utensilien sowie Kontrollieren und Entleeren, sowie orientierende Hilfen Begleiten zur Toilette Unterstützen bei Ausscheidungen (Blase, Darm, Erbrechen, Schwitzen) Aktivieren zur Ausscheidung Pflegen und Nachbereiten bei Ausscheidungen	0,75	10,87	19,4
Leistungen im Zusammenhang mit Bewegen und Lagern, insbesondere Betten und Wäschewechsel Mobilisationshilfe im Bett und außerhalb des Bettes, einschl. Bereitstellen von Utensilien, ggf. An- und Auskleiden Durchführen gesonderter prophylaktischer Maßnahmen (z. B. Dekubitus-, Thrombose-, Pneumonie- und Kontrakturprophylaxe), sowie orientierende Hilfen therapieunterstützendes Lagern	5,16	15,63	41,34

Tätigkeiten	Minuten je Pat. und Tag		
	A 1	A 2	A 3
Kommunikation, soweit sie nicht zeitgleich im Zusammenhang mit anderen pflegerischen Leistungen erbracht wird, insbesondere	4,42	6,9	9,35
Entlastende und orientierungsgebende Patientengespräche **Begleiten des Patienten in der Phase des Sterbens** **Gespräche mit Angehörigen einschließlich Beraten** **Patientenbezogene Informationsgespräche einschl. telefonischer Kontakte**			
Pflegeplanung und -dokumentation, insbesondere **Individuelle Pflegeplanung (Pflegeprozeß)** **Pflegedokumentation (fortlaufend)**	3	5	7
Summe (gerundet)	20	66	147

[9] KGNW-Rundschreiben Nr. 214/92

zenden Pflegeleistungen beziehen sich auf die genannten Leistungsbereiche.

Das sind z. B. Patienten, die in ihrer Mobilität eingeschränkt sind und somit Unterstützung brauchen, wie Begleitung beim Aufstehen und auf dem Weg zur Toilette oder das Reichen eines Steckbeckens.

Pflegestufe A3

Dieser Stufe sind die Patienten zuzuordnen, die entweder vollständig auf die Pflege durch andere angewiesen sind oder bei denen die zeitaufwendige aktivierende Pflege erforderlich ist.

Es kann sich zukünftig die Fragestellung ergeben, ob nicht Patienten, die z. B. als A3/S1 eingestuft sind, stationär liegen dürfen, oder ob es sich hier nicht um sog. »Pflegefälle« handelt. Oder müssen andererseits Patienten mit der Pflegestufe A3/S3 statt auf der Normalstation auf der Intensiveinheit betreut werden?

Im Einstufungsschema für die »Allgemeine Pflege« (siehe Tab. 6) sind im linken Teil des Schemas vier der insgesamt sechs Leistungsbereiche aufgeführt. Diese vier Kriterien sind nahezu objektiv nachvollziehbar. Grundlage ist die Pflegeplanung und -dokumentation. Bei der Einstufung eines Patienten aufgrund dieser vier Kriterien erhält jeder Patient jeden Tag auch automatisch die Zeitwerte für Kommunikation und Pflegeplanung und -dokumentation, da immer die kompletten Minutenwerte einer Pflegestufe veranschlagt werden (siehe Minutenwerte des Tätigkeitsprofils »Allgemeine Pflege«, Tab. 5).

Tab. 6: Einstufungsschema für die »Allgemeine Pflege«

Leistungs- bereiche \ Pflege- stufen	Einordnungsmerkmale		
	A1 Grund- leistungen	A2 Erweiterte Leistungen	A3 Besondere Leistungen
Körperpflege	Alle Patienten, die nicht A2 oder A3 zugeordnet werden	Hilfe bei überwiegend selbständiger Körperpflege 1	Überwiegende oder vollständige Übernahme der Körperpflcgc 1
Ernährung		Nahrungsaufbereitung oder Sondennahrung 2	Hilfe bei der Nahrungs-aufnahme 2
Ausscheidung		Unterstützung zur kontrollierten Blasen- oder Darmentleerung Versorgen bei häufigem Erbrechen Entleeren oder Wechseln von Katheter- oder Stomabeuteln 3	Versorgen bei unkontrollierter Blasen- oder Darmentleerung 3
Bewegung und Lagerung		Hilfe beim Aufstehen und Gehen Einfaches Lagern und Mobilisieren 4	häufiges Körperlagern (2 bis 4 stdl.) oder Mobilisieren 4

Entsprechend der Zuordnungsregel ist jeder Patient einmal am Tag einer der drei Pflegestufen zuzuordnen:

Für die Zuordnung zu der Pflegestufe A2 muß mindestens in zwei Leistungsbereichen je ein Einordnungsmerkmal zutreffen; trifft nur ein Einordnungsmerkmal aus A2 zu und ist ein zweites aus A3 gegeben, so ist der Patient der Stufe A2 zuzuordnen. Bei Vorliegen von mindestens zwei Einordnungsmerkmalen aus A3 in zwei verschiedenen Leistungsbereichen ist der Patient dieser Stufe zuzuordnen. Treffen weder aus A2 noch aus A3 die Einordnungskriterien entsprechend der Zuordnungsregel zu, so ist der Patient in A1 einzustufen. Die hochgestellten Nummern in den einzelnen Leistungsbereichen dienen der genauen Einstufungsmöglichkeit und Nachvollziehbarkeit durch Dritte (vgl. Punkt 6.1.5.: »Erstellen eines Schulungsprogrammes«).

Die Pflegeminuten in den einzelnen Pflegestufen sind als Mittelwerte zu verstehen. Denn Patienten aus jeder Patientenstufe werden unterschiedliche Tätigkeitsarten in unterschiedlicher Intensität und Häufigkeit in Anspruch nehmen.

Auch sind z.B. nicht alle Patienten der Pflegestufe A3 in allen vier Leistungsbereichen maximal pflege-bedürftig. Diese Überlegung muß bei der Findung des Sollminutenwertes berücksichtigt werden. Wesentliche Faktoren der Minutenwertfindung sind:

– Minutenwert der Einzeltätigkeit

– Häufigkeit der Tätigkeit je Patient und Tag

– Wochentagefaktor der Tätigkeit

– Anzahl Personal je Leistung.

Diese Bildung sog. Mittelwerte der Pflegeminuten läßt sich nicht vermeiden, da sie als Bestandteil der Rechtsverordnung Allgemeingültigkeit haben sollen. Wenn wir allerdings den Patienten im Einzelfall betrachten, können gerade bei einer individuellen Pflege Zeitabweichungen nach oben oder unten entstehen. Somit ist es wichtig, die Patienten als Gesamtgruppen zu betrachten und die Einstufung so zu detaillieren, daß nachvollzogen werden kann, in welchen einzelnen Leistungsbereichen die Patienten besonders pflegeintensiv sind. Es ist dann die Aufgabe der Pflegedienstleitung, die Personalressourcen entsprechend dem Leistungsgeschehen einzusetzen.

Die Leistungsbereiche der Allgemeinen Pflege orientieren sich an den Aktivitäten des täglichen Lebens. Einerseits beinhaltet diese Zielsetzung die Chance für Pflege, nunmehr ein Pflegemodell, so-

Tab. 7: Leistungskatalog »Allgemeine Pflege«

Körperpflege **Hilfe bei überwiegend selbständiger Durchführung** Der Patient bedarf der Unterstützung, um dann selbständig die Körperpflege durchführen zu können. Das Merkmal beinhaltet somit (mindestens) eine der folgenden Tätigkeiten: Richten der Waschschüssel und der Utensilien zur Körperpflege Übernahme wesentlicher Teile der Körperpflege (z. B. Intimbereich, Beine, Haar- und Nagelpflege) Unterstützung des Patienten beim Teil-, Voll- oder Duschbad, wenn die Pflegeperson über die gesamte Dauer des Bades anwesend ist	A 2
Körperpflege **Überwiegende oder vollständige Übernahme durch die Pflegenden** Das Merkmal trifft zu, wenn: mindestens eine Pflegeperson während der gesamten Maßnahme der Körperpflege aktiv ist, weil der Patient keine oder nur noch wenige Handgriffe selbst durchführen kann der Patient zur selbständigen Körperpflege trainiert wird (z. B. nach Apoplektischem Insult)	A 3
Ernährung **Nahrungsaufbereitung/Sondenkost** Das Merkmal trifft zu bei Patienten, die nur nach individueller Vorbereitung der Mahlzeit in der Lage sind, diese einzunehmen. Dieses beinhaltet z. B.: Getränke werden mit Trinkhilfe serviert Nahrung (Fleisch, Brote) wird mundgerecht zerkleinert Sondennahrung für Patienten, die sie sich selbst verabreichen Sondennahrung im Beutel anhängen, inkl. Lagerung des Patienten und Überprüfen der Sondenlage Richten und Kontrolle der Zwischenmahlzeiten	A 2
Ernährung **Hilfe bei der Nahrungsaufnahme** Das Merkmal trifft zu bei Patienten, die ohne Hilfestellung während der Mahlzeiten nicht in der Lage sind, diese einzunehmen. Dieses beinhaltet z. B.: Hilfe bei der Nahrungsaufnahme (»Füttern«) *Nahrung anreichen* Eßtraining 4—6 × täglich trinken lassen Sondennahrung in kleinen Portionen verabreichen (4—6 × tägl.) inkl. Lagerung des Patienten, Überprüfen der Sondenlage und Durchspülen der Sonde	A 3
Ausscheidung **Unterstützung zur kontrollierten Blasen- und Darmentleerung** Das Merkmal trifft zu bei Patienten, die zwar ihre Ausscheidung kontrollieren, sie aber nicht ohne Hilfe verrichten können. Dazu zählt: Benutzung von Steckbecken, Urinflasche oder Nachtstuhl Begleitung zur Toilette Wechseln, Entleeren von Katheter- und/oder Stomabeutel Versorgung bei häufigem Erbrechen Aufwendiges Versorgen bei starkem Schwitzen (z.B. Wäschewechsel)	A 2
Ausscheidung **Versorgung bei unkontrollierter Blasen- oder Darmentleerung** Das Merkmal trifft zu bei Patienten, die ihre Ausscheidungen nicht kontrolliert verrichten können: Patienten mit Windelversorgung o. ä. Patienten mit Toilettentraining bei Inkontinenz Patienten mit zeitweiser Inkontinenz Training von selbständiger Stomaversorgung	A 3

Bewegung und Lagerung **Hilfe beim Aufstehen und Gehen/einfaches Lagern und Mobilisieren** Das Merkmal trifft zu bei Patienten, die in ihrer Mobilisation hilfsbedürftig sind, im einzelnen: Hilfe beim Aufstehen und Gehen Hilfe beim An- und Auskleiden Begleitung zum Waschbecken bei bewegungseingeschränkten oder gefährdeten Patienten Vorbereitung der Patienten im Stationsbereich für Transporte Lagerung prä- und postoperativ mit Hilfsmitteln (Schienen, Sandsäcken und Extensionen) Anleitung und Hilfestellung beim Lagerungswechsel, z. B. Patienten aufsetzen, Oberkörper hochlagern einfaches Mobilisieren aktive und passive Bewegungsübungen inner- und außerhalb des Bettes Bewegungsschiene postoperative Mobilisation einschl. Dekubitus-, Pneumonie-, Thrombose- und Kontrakturenprophylaxe	**A 2**
Bewegung und Lagerung **Häufiges Körperlagern und Mobilisieren** Das Merkmal trifft zu bei Patienten, die immobil sind, d. h. wenn: 2—4 stündlich ein Lagerungswechsel bzw. intensive Mobilisation (**Apoplektischer Insult, Herzinfarkt** etc.) erforderlich sind	**A 3**

fern noch nicht vorhanden, der pflegerischen Tätigkeit zugrunde zu legen. Andererseits besteht die Gefahr, daß die Pflegeplanung und -dokumentation sich vorrangig auf die vorgegebenen Leistungsbereiche konzentriert, da in diesen Bereichen eingestuft und letztlich »berechnet« wird. Sie müssen also als »Leistungsbündel« und nicht als pflegerisches Grundkonzept verstanden werden.

Hilfen für die Zuordnung der Patienten in die einzelnen Leistungsbereiche können sogenannte Leistungskataloge (Tab. 7) geben. Der abgebildete Leistungskatalog für die Allgemeine Pflege wurde in einer regionalen Arbeitsgruppe der Pflegedienstleitungen Duisburger Krankenhäuser erarbeitet[10]. Er erhebt keinen Anspruch auf Vollständigkeit. Er soll mit konkreten und praxisnahen Beispielen den Pflegenden bei der täglichen Einstufung Hilfestellung geben. Regional ist dieser Leistungskatalog, der in einigen Duisburger Krankenhäusern gültig ist, eine wertvolle Argumentationshilfe, z. B. gegenüber Kostenträgern und auch dem medizinischen Prüfdienst. Die Pflegedienstleitung kann anhand dieses Leistungskataloges belegen, daß nicht nur in ihrem eigenen Krankenhaus, sondern auch in anderen regionalen Krankenhäusern entsprechend eingestuft wird.

Der Leistungskatalog arbeitet bewußt beispielhaft, denn er will weder Pflegekonzepte ersetzen noch die Individualität der Pflege beeinträchtigen.

5.1.3.2. Die Spezielle Pflege

Analog der Allgemeinen Pflege baut das Einordnungsschema der Speziellen Pflege auf Tätigkeitsprofilen auf (siehe Tab. 8), die von der Expertengruppe erarbeitet wurden. In den 10 Leistungsbereichen der Speziellen Pflege geht es um Tätigkeitsarten, die sich auf Diagnostik, Therapie und Unterstützung bei der Behandlung beziehen:

— Vitalzeichenkontrolle und begleitendes Beobachten des Patienten (ohne Aufnahmeuntersuchung)
— Teilnahme an ärztlichen Visiten
— Leistungen im Zusammenhang mit Eingriffen und Maßnahmen des Arztes
— Leistungen im Zusammenhang mit Arzneimittelgabe
— Gewinnung von Untersuchungsmaterial
— Pflegetechnische Leistungen
— Äußere Anwendungen
— Vor- und Nachbereitung des Patienten
— Patiententransporte
— Anfordern von diagnostischen und therapeutischen Leistungen

Im Tätigkeitsprofil wird der Pflegeaufwand in drei verschiedenen Intensitätsstufen bewertet. Diese entsprechen den Pflegestufen des Einordnungsschemas.

Die Einordnung der Patienten erfolgt im S-Bereich praktisch immer durch eine Steigerung von Häufigkeiten bestimmter pflegerischer Maßnahmen.

Dies kann natürlich die Gefahr beeinhalten, daß eine Häufigkeitssteigerung und damit verbundene »Höhereinstufung« des Patienten einen Anreiz be-

---

[10] Leistungskatalog erstellt in einer Arbeitsgruppe Duisburger Pflegedienstleitungen

Tab. 8: Tätigkeitsprofil für die »Spezielle Pflege« [11]

Tätigkeit	Minuten je Pat. und Tag		
	S 1	S 2	S 3
Vitalzeichenkontrolle und begleitendes Beobachten des Patienten (ohne Aufnahmeuntersuchung) Puls Blutdruck Temperatur Atmung Bewußtseinslage Nierenfunktion, Ein- und Ausfuhrbilanz (einschl. Wiegen)	4,31	7,93	20,07
Teilnahme an ärztlichen Visiten	4,35	4,35	4,35
Leistungen im Zusammenhang mit Eingriffen und Maßnahmen des Arztes in der Pflegeeinheit (einschl. Notfallversorgung), insbesondere Vor- und Nachbereiten, Verarbeiten und Assistenz	0,81	1,55	2,34
Leistungen im Zusammenhang mit der Arzneimittelgabe, auch in Verbindung mit Infusionstherapie, insbesondere Vor- und Nachbereiten Assistenz Arzneimittel verabreichen, einschl. Inhalation	5,36	7,24	10,01
Gewinnen von Untersuchungsmaterial durch die Pflegenden (ohne Blutentnahmen aus Vene oder Arterie), insbesondere Vor- und Nachbereiten Gewinnen Verarbeiten	2,32	2,43	2,43
Pflegetechnische Leistungen, insbesondere abführende Maßnahmen Legen und Wechseln von Blasenkathetern und Sonden Spülungen apparatives Atemtraining Absaugen (Mund, Nase, Rachenraum, Tracheostoma)	0,83	0,68	1,96
Äußere Anwendungen, insbesondere Wundbehandlung- und Verbandwechsel Drainagen- und Kanülenversorgung Hautbehandlung Kälte- und Wärmeanwendung sowie medizinische Bäder	4,55	7,25	14,14

Tätigkeit	Minuten je Pat. und Tag		
	S 1	S 2	S 3
Vor- und Nachbereiten des Patienten für diagnostische und therapeutische Leistungen außerhalb der Station	2,1	1,92	1,04
Patiententransporte	2,12	2,62	4,48
Anfordern von diagnostischen und therapeutischen Leistungen einschl. Terminplanung, Koordination und Dokumentation	5,28	6,0	7,2
Summe (gerundet)	32	42	68

inhaltet, bestimmte pflegerische Tätigkeiten (z. B. Vitalzeichenkontrolle) entsprechend der Einstufungsregeln durchzuführen, obwohl keine Indikation gegeben ist. Unserer Erfahrung nach trifft ein derartiges Verhalten für Pflegende nicht zu. Im Gegenteil, eigene Leistungen werden eher zu tief bewertet. Bei der Kontrolle der Einstufung ist ebenfalls wichtig, daß pflegerische Maßnahmen sich von der Diagnose und der entsprechenden schriftlichen Anordnung des Arztes her ableiten lassen. Hilfreich sind auch in diesem Fall sog. Standards. Standards geben auf bestimmte Situationen einen Handlungsspielraum vor, die bei Besonderheiten aber in individuelle Maßnahmen übergehen. Voraussetzung hierzu ist die Dokumentation der Besonderheiten.

Im Einstufungsschema (Bestandteil der PPR) für die »Spezielle Pflege« (siehe Tab. 9) sind im linken Teil des Schemas drei Leistungsbereiche aufgeführt, die eine zuverlässige Einstufung der Patienten ermöglichen. Wie im A-Bereich ist auch im S-Bereich nicht jeder Leistungsbereich des Tätigkeitsprofiles im Einordnungsschema, als Bestandteil der Rechtsverordnung, aufgeführt. Diese werden indirekt zugeordnet, da jeder Patient bei Einordnung in eine bestimmte Pflegestufe den gesamten Minutenwert erhält (siehe Minutenwerte des Tätigkeitsprofils »Spezielle Pflege« in Tab. 8).

Entsprechend der Zuordnungsregel ist jeder Patient einmal am Tag einer der drei Pflegestufen zuzuordnen:

Für die Zuordnung zu der Pflegestufe S 2 muß mindestens ein Einordnungsmerkmal zutreffen. Eine Zuordnung nach S 3 erfolgt, wenn mindestens ein Einordnungsmerkmal aus S 3 zutrifft.

Die Einstufung der Patienten im »Speziellen Pflegebereich« ist problematischer als im Allgemeinen Pflegebereich. Unbestimmte Begriffe wie z. B. »fortlaufendes Beobachten«, »aufwendiger Verbandwechsel« oder »großflächige Wunden« erschweren die korrekte Zuordnung. Um so wichtiger ist im S-Bereich die Ausgestaltung des Einordnungsschemas durch hausinterne bzw. regionale Leistungskataloge. Dieser beinhaltet konkrete

[11] KGNW-Rundschreiben Nr. 214/92

Tab. 9: Einstufungsschema für die »Spezielle Pflege«

Pflege-stufen / Leistungs-bereiche	Einordnungsmerkmale		
	S1 Grund-leistungen	S2 Erweiterte Leistungen	S3 Besondere Leistungen
Leistungen im Zusammenhang mit —Operationen — invasiven Maßnahmen — akuten Krank-heitsphasen	Alle Patienten, die nicht S2 oder S3 zugeordnet werden	Beobachten des Patienten und Kontrolle von minde-stens 2 Parametern* 4 bis 6 mal innerhalb von 8 Stunden** 11 Aufwendiges Versorgen von Ableitungs- und Absaugsystemen 12	Beobachten des Patienten und Kontrolle von mindestens 3 Parametern* fortlaufend innerhalb von wenigstens 12 Stunden zum Erkennen einer akuten Bedrohung 11
Leistungen im Zusam-menhang mit medika-mentöser Versorgung		Bei kontinuierlicher oder mehrfach wiederholter Infusionstherapie oder bei mehreren Transfu-sionen 21 Bei intravenösem Verab-reichen von Zytostatika 22	Fortlaufendes Beobachten und Betreuen des Patien-ten bei schwerwiegenden Arzneimittelwirkungen 21
Leistungen im Zusam-menhang mit Wund- und Hautbehandlung		Aufwendiger Verbands-wechsel 31 Behandlung großflächiger oder tiefer Wunden oder großer Hautareale 32	Mehrmals täglich: Behandlung großflächiger oder tiefer Wunden oder großer Hautareale 31

* Diese Parameter sind insbesondere: Puls, Blutdruck, Atmung, Bewußtseinslage, Temperatur, Nierenfunktion, Blutzucker.

** Das bedeutet nicht, daß die Messungen sich auf die 8 Stunden gleich verteilen: es soll nur die Leistungsdichte beschrieben werden.

Einstufungsbeispiele und definiert die o. g. Begriffe einheitlich. Der Leistungskatalog bietet also orien-tierende Hilfen für die Einstufer und ebenfalls, wie im A-Bereich, Argumentationshilfen gegenüber Kostenträgern und med. Prüfdiensten. Der Lei-stungskatalog für den S-Bereich (siehe Tab. 10)[12] bezieht sich mit seinen Beispielen auf die drei Lei-stungsbereiche des Einordnungsschemas. Die ande-ren Bereiche wurden nicht zusätzlich beispielhaft ausgestaltet, da sie indirekt bewertet werden und somit als konkrete Einstufungshilfe im Stationsall-tag Verwirrung stiften könnten.

Ein weiteres Problem der Formulierung im S-Be-reich stellt die Abgrenzung zwischen S-3 Patienten und Intensivpatienten dar. Müssen bei einem Pati-enten z. B. 3 Parameter fortlaufend innerhalb von wenigstens 12 Stunden kontrolliert werden, so ist eine Normalstation mit der Überwachung oft perso-nell überfordert. Dieser Patient ist intensivüberwa-chungspflichtig, auch weil gerade bei diesen Patien-ten neben der Überwachung in der Regel umfangreiche intravenöse Therapien verabreicht werden.

Es fehlt eine klare Definition der Schnittstellen zwischen der S 3-Stufe und der Intensivüberwa-chung.

5.1.3.3. Gesunde Neugeborene

Unabhängig von der pflegerischen Leistung werden der Betreuung eines jeden gesunden Neugeborenen im Einzelfall 110 Minuten pro Tag zugrunde gelegt (§ 6 Absatz 4). Dieser Zeitwert ist ebenfalls anhand eines von der Expertengruppe erstellten Tätigkeits-profiles entstanden (siehe Tab. 11).

---

[12] Leistungskatalog erstellt in einer Arbeitsgruppe Duisburger Pflegedienst-leitungen

Tab. 10: Leistungskatalog »Spezielle Pflege«

Leistungen im Zusammenhang mit OP, invasiven Maßnahmen, akuten Krankheitsphasen **Krankenbeobachtung und Vitalkontrolle** von mindestens 2 Parametern (z. B. RR, Puls) nach ärztlicher Anordnung 4–6 × innerhalb von 8 Stunden, wobei die Kontrollen nicht gleichmäßig über 8 Std. verteilt sein müssen, sondern der Leistungsumfang bereits nach 1 oder 2 Stunden erreicht sein kann. **Aufwendiges Versorgen von Ableitungs- und Absaugsystemen** Dieses Merkmal liegt vor, z. B.: T-Drainage, Robinson-Drainage, mehrere Redon-Drainagen, die häufig beobachtet und gewechselt werden müssen (z. B. TEP, Mamma-Ablatio, großen HNO-Tumor-OPs), Bülau-Drainagen, Saug-Spül-Drainagen oder Dauerblasenspülung Assistenz beim Legen eines suprapubischen Blasenkatheters Assistenz beim Legen eines ZVK mehrmaliges endotracheales Absaugen nasal/oral oder durch Trachealkanüle Außerdem treffen folgende Merkmale zu: häufige oder aufwendige Kälte-/Wärmeanwendungen aufwendige medizinische Bäder aufwendige präoperative Maßnahmen (z. B. Reinigungseinlauf, ausgedehnte Rasuren oder Enthaarungsmaßnahmen von mindestens 18% der Körperoberfläche = z.B. ein Bein) kontinuierliche Verabreichungen von z.B. Augentropfen mehr als 3 × stündlich während des Regeldienstes	S 2
Leistungen im Zusammenhang mit OP, invasiven Maßnahmen, akuten Krankheitsphasen **Fortlaufende (d. h. 1–2 stdl. Krankenbeobachtung und Vitalkontrolle)** von mindestens 3 Parametern innerhalb von wenigstens 12 Stunden, wobei neben RR, Puls der 3. Parameter wechseln kann (z.B. Temperatur, ZVD, Bewußtseinslage, Atmung, Bilanz, Blutzucker etc.) Dieses Merkmal trifft außerdem zu bei: endotrachealem Absaugen mehr als 4 × täglich	S 3
Leistungen im Zusammenhang mit medikamentöser Versorgung **Kontinuierlich oder mehrfach wiederholte Infusionstherapie:** Dieses Merkmal ist gegeben bei: 1000 ml Infusionslösung während des Tagesdienstes mehreren (ab 2) Infusionen / Kurzinfusionen während des Tagesdienstes Vorbereitung und Überwachung von Transfusionen (2 oder mehr) intravenöser Verabreichung von Zytostatika, wenn nicht fortlaufend beobachtet werden muß (trifft zu bei weniger aggressiven Zytostatika mit Verabreichungsdauer unter 2 Std. einschl. Nachbeobachtung)	S 2
Leistungen im Zusammenhang mit medikamentöser Versorgung **Fortlaufendes Beobachten und Betreuen des Patienten bei schwerwiegender Arzneimittelwirkung** Dieses Merkmal trifft zu bei Arzneimittelgaben, die über einen Zeitraum von mehreren Stunden (über 2 Std.) einer Beobachtung/ Betreuung bedürfen. Dies ist gegeben bei: Zytostatika, wenn die Verabreichung einschl. der Nachbeobachtung den Zeitraum von 2 Std. überschreitet und in dieser Zeit eine sehr engmaschige Beobachtung stattfindet intravenöser Insulingabe bei Blutzuckerkrisen Verabreichung von Katecholaminen Verabreichung von hochwirksamen Medikamenten bei Herz-Kreislauf-Krisen Kaliumperfusor Lasix-Spezial-Perfusor Partusisten-Infusomaten Weiteres ist der hausinternen Medikamentenliste zu entnehmen	S 3
Leistungen im Zusammenhang mit Wund- und Hautbehandlungen **Aufwendiger Verbandwechsel** Das Merkmal trifft bei Verbandwechseln zu, die unter sterilen Kautelen, einschl. Vorbereitung, Durchführung bzw. Assistenz und Nachbereitung, stattfinden: Zentraler Venenkatheter = ZVK PEG (perkutane endoskopische Gastrotomie)	S 2

noch: Tab. 10

Suprapubischer Blasenkatheter	
OP-Verband	
Entfernung von Wund-Drainagen oder mehreren Redon-Drainagen	
Einbringen von Medikamenten in eine Wunde oder Wundspülung	
Stomaversorgung (postoperativ und bei Hautläsionen)	
Trachealkanülenwechsel	
Anlegen von Kompressionsverbänden	
Behandlung großflächiger/ tiefer Wunden oder großer Hautareale	
Das Merkmal trifft zu bei:	
Wunden von Handflächengröße	
Wunden von mind. 1 cm Tiefe	
Behandlung von Hautarealen, z. B. bei Dermatosen, Verbrennungen, wenn die Oberfläche etwa der eines Armes entspricht (etwa 9 % der Körperoberfläche)	
Stomatitis nach Zytostatikagabe	
Mundsoor	
Leistungen im Zusammenhang mit Wund- und Hautbehandlungen **Behandlung großflächiger oder tiefer Wunden oder großer Hautareale mehrmals täglich** Dieses Merkmal trifft zu bei allen Wunden und Hautarealen nach S 2, wenn die Behandlung häufiger als 1 × täglich durchgeführt wird	S 3

Tab. 11: *Tätigkeitsprofil pro gesundes Neugeborenes und Tag*[13]

Tätigkeiten	Min. je gesundes Neugeborenes und Tag
Beobachten der Atmung, Herzfrequenz und Hautbeschaffenheit	
Beobachten von Lebensäußerungen wie Schreien, Schlafen, Bewegen, Saugen, Greifen und Mimik	
Kontrollieren von Körpergewicht und Ausscheidungen	
Kontrollieren der Körpertemperatur und ihre Regulierung	
Körper- und Nabelpflege	
Trockenlegen, Wickeln, Pflegemaßnahmen bei Wundsein	
natürliche und künstliche Ernährung	
Beraten, Anleiten und Unterstützen der Eltern zur selbständigen Durchführung der Pflege und Ernährung ihres Kindes im Rahmen des Rooming-in-Systems	
Assistenz bei pädiatrischen Untersuchungen und Maßnahmen einschl. Vor- und Nachbereiten	
Verabreichen von Medikamenten	
Gewinnen von Untersuchungsmaterial	
Durchführen der Fototherapie	
Pflegeplanung und Pflegedokumentation	
Summe	110

Die Mutter eines gesunden Neugeborenen wird im Rahmen der Erwachsenenkrankenpflege in den Bereichen der »Allgemeinen und Speziellen Pflege« eingestuft (§ 6 Absatz 2). Ein Fallwert für das gesunde Neugeborene ist nicht vorgesehen.

5.1.3.4. Tagesklinisch zu behandelnde Patienten und Stundenfälle innerhalb eines Tages

Tagesklinische Patienten sowie Stundenfälle innerhalb eines Tages (s. h. Erläuterungen zu § 3 Absatz 1 und § 6 Absatz 5) erhalten den halben Minutenwert eines vollstationären Patienten. Es wird somit der halbe Minutenwert des Pflegegrundwertes und der halbe Minutenwert der entsprechenden Patientengruppe (A- und S-Bereich) berechnet. Für die Krankenhausaufnahme (Fallwert) wird der volle Minutenwert berechnet.

5.2. Die Kinderkrankenpflege

Die Pflege-Personalregelung findet ebenfalls Anwendung für Kinderkrankenhäuser und kinderheilkundliche Abteilungen. Die Berechnungsgrundlagen werden im »Dritten Abschnitt« der Pflege-Personalregelung beschrieben. Voraussetzung, um die Zeitwerte bei der Personalbemessung geltend machen zu können, ist die Durchführung der Pflege durch Kinderkrankenschwestern und Kinderkrankenpflegern.

---

[13] KGNW-Rundschreiben Nr. 214/92

Die Expertenkommission[14] für die Kinderkrankenpflege beschreibt die Pflegeziele: »Ziel der Kinderkrankenpflege ist die ganzheitliche Pflege. Die erforderliche, umfassende Versorgung des Kindes ergibt sich aus der Notwendigkeit, daß Kinder sich auch während ihrer Erkrankung in einem ständigen Entwicklungsprozeß befinden, in dem sie auf Hilfen, Unterstützung und Führung angewiesen sind. Für den Heilungsprozeß ist es daher unumgänglich, eine Atmosphäre zu schaffen, in der das Kind genesen und sich weiterentwickeln kann. Zur Erreichung des Pflegezieles muß die Kinderkrankenschwester die Möglichkeit haben,

a) den Zugang zum Kind zu finden, der es ermöglicht, beim Kind die Bereitschaft zu wecken, die anstehenden Maßnahmen mindestens zu dulden, bestenfalls jedoch zu unterstützen und aktiv mitzuarbeiten,

b) die Eigenständigkeit des Kindes zu akzeptieren und diese zu fördern, um eine Unterbrechung in der Entwicklung zu vermeiden,

c) sich mit dem Kind in der ihm gemäßen Form zu beschäftigen (z. B. Trost und Zuwendung geben, spielen, basteln, vorlesen), um seine soziale und altersgemäße Entwicklung zu fördern. Mit dieser für das Kind gewohnten Tätigkeit seines Alltages — dem Spiel — kann es sich auf vielfältige Weise mitteilen. Die Kinderkrankenschwester wird bei der Begleitung und Förderung dieser für das Kind so wichtigen Tätigkeit

— viel über das Kind und seinen augenblicklichen Zustand erfahren,
— bei auffälligem Spielverhalten andere Fachleute hinzuziehen,
— Begleiterin in für das Kind gewohnten (Spiel-) Situationen sein und damit das Vertrauen des Kindes gewinnen, was wiederum die Tätigkeiten der Pflege erleichtert,

d) ihre rechtliche Verpflichtung der Beaufsichtigung des Kindes zu erfüllen.«

Die Expertenkommission für Kinderkrankenpflege bewertet die besondere Bedeutung von Eltern und Bezugspersonen für die Heilungschancen bei Kindern wie folgt:

»Ein einflußnehmender Faktor auf den Aufgabenbereich ist die Anwesenheit von Eltern bzw. Bezugspersonen des Kindes, die zwischen kurzen, täglichen Besuchen, über ausgedehnte Anwesenheit bis zur Mitaufnahme eines Elternteiles reicht. Der Erhalt der Eltern-Kind-Beziehung ist als wesentlicher Faktor zur Bewältigung der für das Kind fremden Situation im Krankenhaus unumgänglich. Aus der Notwendigkeit der Elternanwesenheit ergeben sich

für die Kinderkrankenschwester neue Aufgaben, die unter dem Begriff der ›Integration der Eltern‹ zusammenzufassen sind. Hier sind insbesondere die Anleitung zu pflegerischen Maßnahmen zu nennen, dazu vielfache Erklärungen und der oft erforderliche und begründete Zuspruch in Angst- und Streßsituationen der Eltern, da ein Krankenhausaufenthalt für das Kind und seine Eltern immer auch ein Ausnahmezustand ist.

Außerdem unterliegen die Tätigkeiten der Eltern auf Station einer ständigen Kontrolle durch die Kinderkrankenschwester, da sonst die Krankenbeobachtung und mit ihr eine Feststellung des zu erreichenden Pflegezieles unmöglich ist.

Ein möglichst spannungsfreier und unkomplizierter Umgang mit den begleitenden Eltern hat positive Auswirkungen auf den Umgang mit dem kranken Kind, das auf diese Weise leichter Vertrauen zu den betreuenden Kinderkrankenschwestern gewinnt«.

Der in der Kinderkrankenpflege erforderliche Pflegeaufwand ergibt sich wie in der Erwachsenenkrankenpflege aus den Grundbedürfnissen einerseits »Allgemeine Kinderkrankenpflege« und dem pflegerischen Aufwand für Diagnostik und Therapie »Spezielle Kinderkrankenpflege« andererseits.

Auch für die Kinderkrankenpflege ist es sinnvoll, hausinterne bzw. regionale Leistungkataloge zu erstellen, die die Berechnungsparameter konkretisieren.

In den Minutenwerten nach § 10 wird nicht der Zeitaufwand für behandlungsnotwendiges Begleiten berücksichtigt. Dies war der Expertengruppe aufgrund unterschiedlicher infrastruktureller Gegebenheiten nicht möglich. Somit müssen diese Zeitwerte gesondert mit den Kostenträgern verhandelt werden.

5.2.1. Der Pflegegrundwert

Der Pflegegrundwert (§ 10 Absatz 1) erfaßt die Leistungen entsprechend des Pflegegrundwertes in der Erwachsenenkrankenpflege (vgl. Punkt 5.1.1.). Es werden je Patient und Tag 33 Minuten zugrunde gelegt (siehe Tab. 12).

5.2.2. Der Fallwert

Für jede Krankenhausaufnahme wird ein Fallwert von 45 Minuten zugrunde gelegt (§ 10 Absatz 3). Dieser Fallwert ist erheblich niedriger als der der Erwachsenenkrankenpflege (vgl. Punkt 5.1.2.), obwohl das Tätigkeitsprofil aus der Erwachsenenkrankenpflege abgeleitet ist. Das zugrundeliegende Tätigkeitsprofil (Tab. 13) zeigt die Tätigkeiten im Rahmen der Aufnahme von außen.

---

[14] KGNW-Rundschreiben Nr. 214/92

Tab. 12: Tätigkeitsprofil »Pflegegrundwert« für alle Altersstufen[15]

Tätigkeiten	Minuten je Pat. u. Tag
Leistungen im Zusammenhang mit pflege- und behandlungsbezogenen Besprechungen Dienstübergaben Einarbeitung neuer Mitarbeiter, einschl. Anleitung und Unterweisung Teilnahme an innerbetrieblichen stations bezogenen Gesprächen zur Betreuung und Unterstützung der Pflegenden (z. B. Supervision) stationsbezogene Qualitätssicherung	10,7
Leistungen im Zusammenhang mit Leitungsaufgaben Personaleinsatzplanung Mitarbeiterbesprechungen u. Einzelgespräche Teilnahme an stationsübergreifenden Dienstbesprechungen Kontrollaufgaben im Rahmen der internen Budgetierung	3,5
Leistungen im Zusammenhang mit der Ablauforganisation Disposition von Arzneimitteln und Materialien, sowie Anforderung von Leistungen außerhalb von Diagnostik und Therapie Verwaltungsaufgaben nicht planbare Hol- und Bringedienste Hygiene-, Sicherheits- und Umweltschutzmaßnahmen	11,8
Innerbetriebliche Fortbildung	2,0
Leistungen im Zusammenhang mit der Kind-Eltern-Betreuung, insbesondere Anleiten und Kontrollieren Erklären und Aufklären Unterstützen und Motivieren der Eltern zur Betreuung des Kindes orientierungsgebende und angstnehmende Pat.- und Elterngespräche Begleiten sterbender Kinder und deren Angehöriger	5,0
Summe:	33,0

5.2.3. Die Patientengruppen

Zur Ermittlung des Personalbedarfes in der Kinderkrankenpflege werden die Patienten aufgrund der für sie notwendigen Pflegeleistungen in Patientengruppen eingestuft. Wir unterscheiden wie in der Erwachsenenkrankenpflege (vgl. Punkt 5.1. ff.) die Bereiche »Allgemeine Pflege« und »Spezielle Pflege« (§ 9 Absatz 1 und 2). Der Bereich der »Allgemeinen Pflege« wird in drei Unterbereiche aufgeteilt (s. h. Tab. 14), da der Pflege- und Betreuungsaufwand je nach Alter des zu pflegenden Kindes stark differiert. Die drei Altersgruppen sind:

Tab. 13: Tätigkeitsprofil »Aufnahme von außen« für alle Altersstufen[16]

Tätigkeiten	Min. je Aufnahme
Tätigkeiten auf der Station im Zusammenhang mit Aufnahmen von außen, Entlassungen und Verlegungen, nach außen sowie der Versorgung Verstorbener, insbesondere Abholen von Patienten in der Notaufnahme Empfang und Einweisen von Patienten und Angehörigen Einleiten der ersten pflegerischen und diagnostischen Maßnahmen inkl. Pflegeanamnese Zusammenstellen der erforderlichen Verlegungs- oder Entlassungsunterlagen inkl. des Übergabeberichts der Pflege Abschluß- und Informationsgespräch mit Pat. und deren Angehörigen sowie Unterstützung bei der Entlassung und Nachbereitung des Zimmers Versorgung Verstorbener und Gespräch mit den Angehörigen	
Summe:	45,00

Tab. 14: Definitionen der Altersgruppen

F	K	J
Frühgeborene bis 37. Schwangerschaftswoche, unter 2500 g **Kranke Neugeborene** bis zum 28. Lebenstag **Säuglinge** bis zum 12. Lebensmonat	ab 13. Lebensmonat bis 5. Lebensjahr	**Schulkinder** ab dem 6. Lebensjahr **Jugendliche** bis 17. Lebensjahr

F = Frühgeborene, kranke Neugeborene und Säuglinge

K = Kleinkinder

J = Schulkinder und Jugendliche

Da jeder Patient täglich einmal in der »Allgemeinen Pflege« und »Speziellen Pflege« eingestuft werden muß, ergeben sich insgesamt 27 verschiedene Einstufungsmöglichkeiten (§ 9 Absatz 2). Diesen Einstufungsmöglichkeiten sind Zeitwerte von der Expertengruppe zugeordnet worden (siehe § 10 Absatz 2), je Patient und Tag bezogen auf den Regeldienst. Grundlage dieser Zeitwerte je Patientengruppe sind Tätigkeitsprofile[17] für die »Allgemeine Pflege« je nach Altersstufe (siehe Tab. 15 bis 17) und ein Tätigkeitsprofil für alle Altersgruppen in der »Speziellen Pflege« (siehe Tab. 18).

---

[15] KGNW-Rundschreiben Nr. 214/92
[16] KGNW-Rundschreiben Nr. 214/92
[17] KGNW-Rundschreiben Nr. 214/92

Tab. 15: Tätigkeitsprofil für die »Allgemeine Pflege«
Alterssstufe: Frühgeborene, kranke Neugeborene, Säuglinge

Tätigkeiten	Minuten je Pat. und Tag		
	A 1	A 2	A 3
Leistungen im Zusammenhang mit der Körperpflege, insbesondere Vor- und Nachbereiten (Utensilien) Baden/Waschen inkl. Bekleidungswechsel Hautpflege Augen-, Nasen-, Ohrenpflege Mundpflege Nabelpflege Nagelpflege Haarpflege (inkl. Haarwäsche)	9,98	15,68	20,68
Leistungen im Zusammenhang mit der Ernährung, insbesondere Vor- und Nachbereiten von Nahrung Füttern Füttern per Sonde (inkl. Magenrest überprüfen) Teilfüttern per Sonde (inkl. Magenrest überprüfen) und/oder Trink- und Eßtraining Hilfen beim Stillen	37,80	57,20	98,00
Leistungen im Zusammenhang mit Ausscheidungen, insbesondere Wickeln und damit verbundene Körperpflege (inkl. vor- und nachbereiten) Versorgen bei Ausscheidungen, wie Erbrechen, Schwitzen, Blutungen usw.	12,00	15,00	25,50
Leistungen im Zusammenhang mit Bewegen und Lagern inkl. Vor- und Nachbereiten, insb. Betten und Bettwäsche wechseln Inkubatorenversorgung An- und Auskleiden therapieunterstützendes Lagern Durchführen prophylaktischer Maßnahmen, z. B. Dekubitus-, Soor-, Pneumonieprophylaxe und Mobilisation	4,76	6,44	17,32
Leistungen im Zusammenhang mit Beschäftigen inkl. Vor- und Nachbereiten, insb. basale kommunikative Stimulation alterstypische Spielförderung Fördern der Grob- und Feinmotorik Einzelbetreuung	12,70	14,80	25,60
Pflegeplanung und Dokumentation insbesondere individuelle Pflegeplanung (Pflegeprozeß) Pflegedokumentation	2,78	7,00	16,00
Summe: (gerundet)	80	116	203

Tab. 16: Tätigkeitsprofil für die »Allgemeine Pflege«
Alterssstufe: Kleinkinder

Tätigkeiten	Minuten je Pat. und Tag		
	A 1	A 2	A 3
Leistungen im Zusammenhang mit der Körperpflege inkl. Anleiten, Helfen, Motivieren zur Selbständigkeit, insbesondere Vor- und Nachbereiten Baden, Waschen inkl. Bekleidungswechsel Hautpflege Augen-, Nasen-, Ohrenpflege Mund- und Zahnpflege Nagelpflege Haarpflege (inkl. Haarwäsche) Prothesenversorgung	14,28	17,01	19,43
Leistungen im Zusammenhang mit der Ernährung inkl. Anleiten, Helfen, Motivieren zur Selbständigkeit, insbesondere Erfassen von Essenswünschen Vor- und Nachbereiten der Nahrung Bereitstellen von Speisen, Getränken und Zwischenmahlzeiten Füttern Füttern per Sonde (inkl. Magenrest überprüfen) Teilfüttern per Sonde (inkl. Magenrest überprüfen) und/oder Trink- und Eßtraining	34,30	47,00	71,58
Leistungen im Zusammenhang mit Ausscheidungen inkl. Anleiten, Helfen, Motivieren zur Selbständigkeit, insbesondere Wickeln und damit verbundene Körperpflege (inkl. Vor- und Nachbereiten) Bereitstellen und Entsorgen von Utensilien, Kontrollieren Topfen Begleiten zur Toilette Versorgen bei Ausscheidungen, z. B. Erbrechen, Schwitzen, Blutungen	11,60	15,10	31,72

Tätigkeiten	Minuten je Pat. und Tag		
	A 1	A 2	A 3
Leistungen im Zusammenhang mit Bewegen und Lagern inkl. Anleiten, Helfen, Motivieren zur Selbständigkeit und Vor- und Nachbereiten, insbesondere Betten und Bettwäsche wechseln An- und Auskleiden therapieunterstützendes Lagern Durchführen prophylaktischer Maßnahmen Mobilisation	6,15	12,10	17,04
Leistungen im Zusammenhang mit Beschäftigen inkl. Vor- und Nach-bereiten, insb. Anleiten und Hilfen geben alterstypisch spielerische Wahrnehmungsförderung Förderung und Stimulation der Kommunikationsfähigkeit basale kommunikative Stimulation Einzelbetreuung	16,00	21,85	41,35
Pflegeplanung und Dokumentation, insbesondere individuelle Pflegeplanung (Pflegeprozeß) Pflegedokumentation	2,78	7,00	16,00
Summe: (gerundet)	85	120	197

Tab. 17: Tätigkeitsprofil für die »Allgemeine Pflege«
Altersstufe: Schulkinder / Jugendliche

Tätigkeiten	Minuten je Pat. und Tag		
	A 1	A 2	A 3
Leistungen im Zusammenhang mit der Körperpflege inkl. Anleiten, Helfen, Motivieren zur Selbständigkeit, insbesondere Vor- und Nachbereiten Baden/Waschen inkl. Bekleidungswechsel Haut-, Augen-, Nasen-, Ohrenpflege Mund- und Zahnpflege Nagelpflege Haarpflege inkl. Haarwäsche Prothesenversorgung	1,82	10,44	28,57
Leistungen im Zusammenhang mit der Ernährung inkl. Anleiten, Helfen, Motivieren zur Selbständigkeit, insbesondere Erfassen von Essenswünschen Vor- und Nachbereiten der Nahrung, bereitstellen von Speisen, Getränke und Zwischenmahlzeiten Überwachen Füttern und/oder Füttern per Sonde Teilfüttern per Sonde und/oder Trink- und Eßtraining	7,65	26,85	34,65
Leistungen im Zusammenhang mit Ausscheidungen inkl. Anleiten, Helfen, Motivieren zur Selbständigkeit, insbesondere Bereitstellen und Entsorgen von Utensilien, Kontrollieren Begleiten zur Toilette Unterstützen bei Ausscheidungen Versorgen bei Ausscheidungen z. B. Erbrechen, Schwitzen, Blutungen usw. Blasen- und/oder Darmtraining	2,40	13,20	25,30
Leistungen im Zusammenhang mit Bewegen und Lagern inkl. Anleiten, Helfen, Motivieren zur Selbständigkeit und Vor- und Nachbereiten, insbesondere Betten und Bettwäsche wechseln Mobilisieren (inkl. An- und Auskleiden) Durchführen prophylaktischer Maßnahmen therapieunterstützendes Lagern	1,50	7,30	18,08
Leistungen im Zusammenhang mit Beschäftigen, insbesondere Bereitstellen und Nachbereiten von Lektüre, Spiel-, Mal- und Bastelmaterial Förderung der spielerischen Interaktion basale kommunikative Stimulation Einzelbetreuung	4,75	18,30	32,20
Pflegeplanung und Dokumentation insbesondere individuelle Pflegeplanung (Pflegeprozeß) Pflegedokumentation	2,78	7,00	16,00
Summe: (gerundet)	21	83	155

Tab. 18: Tätigkeitsprofil »Spezielle Pflege« für alle Altersstufen

Tätigkeiten	Minuten je Pat. und Tag		
	S 1	S 2	S 3
Leistungen im Zusammenhang mit Vitalzeichenkontrolle und Krankenbeobachtung, insbesondere Puls Blutdruck Temperatur Atmung Pupillenreaktion/Bewußtseinslage Körpermaße/Gewicht Nierenfunktion, Ein- und Ausfuhrbilanz Blutzucker	5,11	11,08	19,01
Leistungen im Zusammenhang mit ärztlichen Visiten, insbesondere Vor- und Nachbereiten und Teilnahme Konsile	5,79	13,29	30,32
Leistungen im Zusammenhang mit Eingriffen des Arztes in der Station Vor- und Nachbereiten Assistieren	3,28	12,10	36,00
Leistungen im Zusammenhang mit der Arzneimittelgabe, insbesondere Vor- und Nachbereiten, Kontrolle Hilfestellung bei der Einnahme und/oder Gabe von Arzneimitteln (oral/rektal) äußere Applikation	10,85	17,00	21,10
Leistungen im Zusammenhang mit Gewinnung von Untersuchungsmaterial, insbesondere Vor- und Nachbereiten Gewinnen Verarbeiten	2,60	6,00	11,25
Pflegetechnische Leistungen, insbesondere physiotherapeutische Maßnahmen Wund- und Hautbehandlung Anlegen von Verbänden und Schienen Sondierungen, Spülungen einschl. Einläufen Legen von Magen- und Duodenalsonden Kathetern, Drainagen Saugsysteme, Stomata liegenden Infusionen, Transfusionen	5,47	22,58	40,39
Summe: (gerundet)	33	82	158

Die Einordnungsmerkmale für die Pflegestufen in der »Allgemeinen Pflege« = KA 1, KA 2, KA 3 und der »Speziellen Pflege« = KS 1, KS 2, KS 3 gleichen sich in der Systematik den Einordnungsmerkmalen für die Erwachsenenkrankenpflege an (siehe Tab. 19 und 20). Diese Einordnungsmerkmale sind Bestandteil der Pflege-Personalregelung in den Anlagen 3 und 4.

5.2.4. Tagesklinisch zu behandelnde Patienten und Stundenfälle innerhalb eines Tages

Tagesklinische Patienten sowie Stundenfälle innerhalb eines Tages in Kinderkrankenhäusern und kinderheilkundlichen Abteilungen werden genauso wie in der Erwachsenenkrankenpflege berechnet (vgl. Punkt 5.1.3.4).

Tab. 19: Bereich »Allgemeine Pflege« (Kinderkrankenpflege); Einordnungsmerkmale für die Pflegestufen KA 1, KA 2, KA 3

Pflege-stufen / Leistungs-bereiche	Alters-stufen	Einordnungsmerkmale		
		KA 1 Grund-leistungen	KA 2 Erweiterte Leistungen	KA 3 Besondere Leistungen
Körperpflege	F K	Baden	Waschen	Baden oder Waschen unter erschwerten Bedingungen*
	J	Utensilien bereitstellen	Waschen oder Baden	
			Mundpflege durchgeführt	
Ernährung	F	Füttern bis zu 5mal täglich**	Füttern bis zu 8mal täglich**	Eßtraining durchführen
	K	Füttern bis zu 4mal täglich**	Füttern bis zu 6mal täglich**	
	J	Nahrung bereitstellen	Füttern	
Ausscheidung	F	Wickeln bis zu 5mal täglich**	Wickeln bis zu 8mal täglich**	Versorgen z. B. bei: Durchfall oder Erbrechen oder Schwitzen oder Blutungen
	K	Wickeln bis zu 4mal täglich** oder Topfen oder zur Toilette bringen	Wickeln bis zu 6mal täglich** oder ständige Anwesenheit beim Ausscheiden	
	J	Kontrollieren	Zur Toilette bringen oder Topfen oder ständige Anwesenheit beim Ausscheiden	
Bewegung und Lagerung	F K J	Betten oder Lagern	Mobilisieren oder Lagern mit einfachen Hilfsmitteln	Mobilisieren oder Lagern unter erschwerten Bedingungen

*   Dies sind insbesondere: Immobilität, zu- und ableitende Systeme, aufwendiges Monitoring, Sterilbedingungen, gesteigerte Abwehrhaltung.

** Innerhalb von 24 Stunden.

Tab. 20: Bereich »Spezielle Pflege« (Kinderkrankenpflege); Einordnungsmerkmale für die Pflegestufen KS 1, KS 2, KS3

Leistungs-bereiche \ Pflege-stufen	Einordnungsmerkmale		
	KS 1 Grund-leistungen	KS 2 Erweiterte Leistungen	KS 3 Besondere Leistungen
Leistungen im Zusammenhang mit —Operationen — invasiven Maßnahmen — akuten Krank-heitsphasen — dauernder Bedrohung	Alle Patienten, die nicht KS2 oder KS3 zugeordnet werden	Beobachten des Patienten und Kontrolle von mindestens 2 Parametern* 4- bis 6mal innerhalb von 8 Stunden**	Beobachten des Patienten und Kontrolle von minde-stens 3 Parametern* fortlaufend innerhalb von wenigstens 12 Stunden zum Erkennen einer akuten Bedrohung
		Aufwendiges Versorgen von Ableitungs- oder Absaugsy-stemen	
Leistungen im Zusam-menhang mit medika-mentöser Versorgung		Pflegespezifische physikali-sche Maßnahmen 3- bis 5 mal täglich	Pflegespezifische physikali-sche Maßnahmen mehr als 5 mal täglich
		Bei kontinuierlicher oder mehrfach wiederholter Infusionstherapie oder bei einer Transfusion	Fortlaufendes Beobachten und Betreuen des Patien-ten bei schwerwiegenden Arzneimittelwirkungen
Leistungen im Zusam-menhang mit Wund- und Hautbehandlung		Bei intravenösem Verabrei-chen von Zytostatika	Komplette parenterale Ernährung
		Aufwendiger Verband-wechsel	Mehrmals täglich: Behandlung großflächiger oder tiefer Wunden oder großer Hautareale
		Behandlung großflächiger oder tiefer Wunden oder großer Hautareale	

* Diese Parameter sind insbesondere: Puls, Blutdruck, Atmung, Bewußtseinslage, Temperatur, Nierenfunktion, Blutzucker.

** Das bedeutet nicht, daß die Messungen sich auf die 8 Stunden gleich verteilen; es soll nur die Leistungsdichte beschrieben werden.

6. Anforderungen und Auswirkungen der Pflege-Personalregelung auf Krankenpflege und Management

Die Pflege-Personalregelung stellt hohe Anforderungen an Krankenpflege und Management innerhalb eines Krankenhauses, damit die Effizienz dieser Verordnung voll ausgeschöpft werden kann. Dazu gehören die Einführung der Pflege-Personalregelung, die Erhebung und Kontrolle der Daten, die Maßnahmen zur Verbesserung der Arbeitsabläufe und die Managementaufgaben in der Pflegedienstleitung. Wir werden dieses umfangreiche Spektrum praxisnah vor dem Hintergrund unseres eigenen Krankenhauses darstellen.

6.1. Einführung der Pflege-Personalregelung

Zum heutigen Zeitpunkt muß die Einführung der Pflege-Personalregelung bereits abgeschlossen sein. Dennoch werden wir die Einführung an dieser Stelle bearbeiten, da eine sorgfältige Einführung unabdingbare Voraussetzung ist, um die Pflege-Personalregelung effizient im Krankenhaus ausschöpfen zu können. Erhebungsfehler, Mängel in der Informationsübertragung und mangelnde Akzeptanz der Mitarbeiter gegenüber der Datenerhebung können ursächlich in einer ungenügend vorbereiteten und oberflächlich durchgeführten Einführung begründet sein.

6.1.1. Information in der Betriebsleitung

Die Pflegedienstleitung sollte möglichst frühzeitig die Betriebsleitung über die Pflege-Personalregelung und deren Einführung informieren und Auswirkungen für den ärztlichen Dienst deutlich machen. Da nur dokumentierte Leistungen bewertet werden können, ist gerade im S-Bereich eine schriftliche, korrekte und lückenlose Dokumentation und Anordnung von Leistungen notwendig. Eine Arbeitserleichterung kann auch im ärztlichen Bereich durch die Anwendung von Standards erfolgen. Der ärztliche Leiter hat die Aufgabe, den Arztbereich, z. B. im Rahmen der Chefarztsitzungen, zu informieren. Die Pflegedienstleitung kann eine hausinterne Schulung für den ärztlichen Bereich anbieten, um Hintergrundwissen zu vermitteln und somit auch die Akzeptanz des ärztlichen Dienstes gegenüber der Erhebung zu fördern.

Der Verwaltungsleiter ist aufgefordert, möglichst frühzeitig, gemeinsam mit der Pflegedienstleitung den Erhebungsmodus zu gestalten, da er gemeinsam mit der Pflegedienstleitung den Stellenplan berechnet. Es muß überlegt werden, ob manuell oder EDV-mäßig erhoben werden soll (siehe Punkt 7: »Erhebungsmöglichkeiten der Pflege-Personalregelung«).

Die Pflege-Personalregelung wird zukünftig weniger ein Instrument der Pflegesatzfindung sein. Sie wird ein Instrument zu Sicherung der Qualität im Sinne von Pflegestandards werden. Die Betriebsleitung muß bei der geplanten Einführung von Fallpauschalen die pflegerische Leistung berücksichtigen. Die Pflegedienstleitung muß diese Leistungen nachweisen können.

6.1.2. Information des Pflegedienstes

Der Pflegedienst kann im Rahmen einer Stationsleitungssitzung über die Pflege-Personalregelung informiert werden. Viele unserer Mitarbeiter waren bereits über die neue Regelung durch Weiterbildungen (z. B. Stationsleitungsweiterbildung) informiert. Alle Stationen waren an einer möglichst frühzeitigen Erhebung interessiert, auch unter dem Vorbehalt, daß sich einzelne Parameter der Pflege-Personalregelung noch bis zum Inkrafttreten der Pflege-Personalregelung ändern könnten.

Es wurde festgelegt, daß die Gestaltung der Einführung und auch die Begleitung der Einführung durch eine Arbeitsgruppe gewährleistet werden sollte. Zu dieser Arbeitsgruppe gehören die Pflegedienstleitung und Mitarbeiter des Pflegedienstes, die sich zu diesem Zeitpunkt mit der Pflege-Personalregelung im Rahmen von Weiterbildungen beschäftigen.

6.1.3. Verantwortungskompetenzen im Rahmen der Pflege-Personalregelung

Die nachfolgende Übersicht (Tab. 21) zeigt auf, welche Berufsgruppe im Krankenhaus für welche Teilbereiche der Pflege-Personalregelung verantwortlich ist:

Tab. 21: Verantwortungskompetenzen

Berufsgruppe	Verantwortungskompetenz
qualifizierte Kranken-schwester/-pfleger	Dokumentation Einstufung
Stationsleitung und/ Abteilungsleitung	Überwachung der Dokumentation und Einstufung
Pflegedienstleitung	Gesamtverantwortung
Verwaltung	technische Sicherstellung der Daten und statistische Aufbereitung
Pflegedienstleitung und Verwaltungsleitung	Stellenplanberechnung
Pflegedienstleitung	Zuweisung der Stellen zu Stationen im Rahmen des Budget
Pflegedienstleitung/ Stations- bzw. Abteilungsleitung	Begleitung der Kosten-träger bei Prüfungen der Daten

6.1.4. Voraussetzungen für die Erhebung nach der Pflege-Personalregelung

In der Arbeitsgruppe wurden zunächst die für die Einführung der Pflege-Personalregelung notwendigen Voraussetzungen überprüft.

Die Pflegedokumentation ist heute theoretisch und praktisch in den meisten Krankenhäusern eingeführt. Wir verfügen seit vielen Jahren über ein Dokumentationssystem, daß speziell für unser Haus konzipiert wurde. Die Qualität der Pflegeplanung und -dokumentation kann, wie sicherlich in den meisten Krankenhäusern, noch um vieles verbessert werden. Die Erfassung pflegerelevanter Daten und die Planung der Pflege im Pflegeprozeß scheint z. T. immer noch ungewohnt zu sein. Die Dokumentation medizinisch-diagnostischer Tätigkeiten erfolgt dagegen meist lückenlos und kontinuierlich. Gerade aber durch die Pflege-Personalregelung ist Pflege gefordert, ihre Leistungen zu benennen und ebenfalls zu dokumentieren. Ausgangspunkt der Berechnungen sind die erbrachten und dokumentierten Leistungen. Dabei muß aus der Dokumentation heraus der Zusammenhang erkennbar sein: Sowohl aus der medizinischen Diagnose und der Pflegeanamnese, der Pflegeplanung und dem Pflegebericht muß sich die Einstufung des Patienten in einen bestimmten Leistungsbereich ableiten lassen.

Zur Erleichterung der Dokumentation und zur Sicherung der Pflegequalität werden Pflegestandards unabdingbar sein.

Die Pflege-Personalregelung orientiert sich an den Aktivitäten des täglichen Lebens. Einerseits beinhaltet diese Zielsetzung die Chance für Pflege, nunmehr ein Pflegemodell, sofern noch nicht vorhanden, der pflegerischen Tätigkeit zugrunde zu legen. Andererseits besteht die Gefahr, daß die Pflegeplanung sich vorrangig auf die vorgegebenen Leistungsbereiche konzentriert, da in diesen Bereichen eingestuft und letztlich berechnet wird. Sie müssen also als »Leistungsbündel« und nicht als pflegerisches Grundkonzept verstanden werden.

Allen Berufsgruppen im Krankenhaus sollte bewußt sein, daß ihre Tätigkeit eine optimale Versorgung des Patienten gewährleisten soll. Dazu bedarf es besonders der Kooperation des pflegerischen und medizinischen Dienstes. Für eine gute Kooperation ist eine klare Abgrenzung des jeweils eigenen Tätigkeitsbereiches hilfreich und Voraussetzung für eine gegenseitige Hilfsbereitschaft. So ist z. B. abzugrenzen, daß die Tätigkeiten der »Speziellen Pflege« nicht bedeuten, daß zukünftig alle Verbandwechsel oder Blutentnahmen dem Pflegepersonal zugeordnet werden. Die Leistungsberechnung für Pflege bezieht sich u. a. auf die Vor- und Nachbereitung und Assistenz. Überdies können Leistungen nur dann berechnet werden, wenn sie im logischen Zusammenhang zur Erkrankung eines Patienten stehen, schriftlich durch den Arzt angeordnet sind und im Durchführungsnachweis durch die Pflege ausgewiesen werden. Zum Beispiel muß die Häufigkeit bestimmter Vitalzeichenkontrollen dem Krankheitsbild entsprechend durch den Arzt schriftlich angeordnet werden.

Wir verweisen an dieser Stelle auf das Kapitel 6.2. »Anforderungen an das Pflegemanagement«.

6.1.5. Erstellen eines Schulungsprogrammes

Im ersten Arbeitsschritt der Arbeitsgruppe erfolgte die Definition der allgemeinen Zielkriterien der Einführung der Pflege-Personalregelung für Krankenpflege und Management:

— Die jeweiligen Zielgruppen erhalten praxisnahe Hilfen zur Anwendung der Pflege-Personalregelung für ihr spezielles Arbeitsgebiet mit Aufzeigung der Konsequenzen auf ihr Arbeitsgebiet und ihre Arbeitsabläufe.

— Es besteht Akzeptanz gegenüber der Erhebung bei allen an der Umsetzung beteiligten Mitarbeitern.

— Der administrative Arbeitsaufwand bei der Einstufung der Patienten in Patientengruppen ist so gering wie möglich zu gestalten.

— Es erfolgt eine tägliche Erfassung und Auswertung der Patientendaten, um ein zeitnahes Be-

Tab. 22: Erhebungsbogen für die Einführungsphase

Unterschrift: _____

STATION:
Belegung:
Zugänge:
Tagesklinik:
Entlassungen:

Mo Die Mi ( )( )( ) Do Fr Sa So ( )( )( )( ) Datum: _____ 19___

NAME	AUFNAHME-NR	A1	ALLGEMEINE PFLEGE A2				ALLGEMEINE PFLEGE A3				S1	SPEZIELLE PFLEGE S2						SPEZIELLE PFLEGE S3			GESAMT A	GESAMT S
			1	2	3	4	1	2	3	4		11	12	21	22	31	32	11	21	31		

richtswesen an die Pflegedienstleitung zu ermöglichen.

— Die Erhebung der Daten und Dokumentation der Daten ist für den medizinischen Dienst nachprüfbar.

— Die Mitarbeiter des Pflegedienstes werden in regelmäßigen Abständen über die ausgewerteten Daten informiert.

— Aktuelle Änderungen der Pflege-Personalregelung werden möglichst umgehend bei der Einführung und Begleitung während der Einführung berücksichtigt.

— Neben der Einführung der Pflege-Personalregelung wird die Arbeitsgruppe gemeinsam mit dem Pflegemanagement an Organisationsverbesserungen, Verbesserung der Pflegeplanung, Weiterentwicklung von Pflegestandards u. a. arbeiten.

Die Arbeitsgruppe erstellte Erhebungsbögen, die zunächst für die Phase der Einführung verwendet werden sollten (siehe Tab. 22).

Da uns zu diesem Zeitpunkt noch kein EDV-System zur Verfügung stand, mußten Name des Patienten und Aufnahme-Nr. manuell eingetragen werden. In diesem Erhebungsformular finden sich die Leistungskriterien der »Allgemeinen Pflege« und »Speziellen Pflege« als sogenannte Unterpunkte wieder. So ist anhand dieser Erhebungsart ersichtlich, aufgrund welcher Leistungskriterien ein Patient in A 2 oder A 3 bzw. S 2 oder S 3 eingestuft worden ist. Beispielsweise bedeutet die Ankreuzung zur Einstufung unter S 2 / Unterpunkt 22, daß dem Patienten intravenös Zytostatika verabreicht worden sind. Diese Einstufung mit Unterpunkten vereinfacht die Kontrolle der Einübungsphase, da die Dokumentation gezielt gelesen werden kann. Außerdem läßt sich schnell die korrekte Zuordnungsregel überprüfen, d. h. es ist unmittelbar ersichtlich, ob z. B. zwei Kriterien aus A 2 erfüllt sind, um diesen Patienten in A 2 einzustufen. Die Übersicht der Unterpunkte steht in den Tabellen 6 und 9 unter Kapitel 5.1.3. »Die Patientengruppen«. Wir möchten dazu anmerken, daß wir zum Zeitpunkt der Einführung mit dem damals aktuellen Einordnungsschema gearbeitet haben. Hier abgebildet sind die Einordnungsschemata der »Allgemeinen Pflege« und »Speziellen Pflege« von Dezember 1992. Um Verwirrungen zu vermeiden, zeigen wir nicht mehr die Einordnungsschemata der Einführungsphase. Lediglich die Einstufungssystematik zur Einführung wird beibehalten.

Sowohl die Handhabung des Einstufungsbogens als auch die allgemeinen Kriterien der Einstufung wurden in einem Merkblatt für die Stationen zusammengefaßt, um einen einheitlichen Informationsstand für alle Mitarbeiter zu erreichen.

Inhalte des Merkblattes:

> Die Einstufung der Patienten erfolgt täglich um 19.00 Uhr. Jeder Patient muß einer Patientengruppe im A- und S-Bereich zugeordnet werden.
>
> Die Einstufung erfolgt durch examiniertes Pflegepersonal und wird in der Pflegedokumentation und auf dem Erhebungsbogen ausgewiesen. Als Hilfestellung dienen die Einstufungsschemata für die »Allgemeine Pflege« und »Spezielle Pflege« mit den entsprechenden Unterpunkten.
>
> Bei der Einstufung werden die dokumentierten Leistungen für den Zeitraum des Regeldienstes (6.00 — 20.00) bewertet. Die Einstufung gilt nur für den Tag, an dem die Maßnahme durchgeführt wurde.
>
> Für den Tag der Aufnahme eines Patienten von außen gelten die in der Pflegeplanung vorgesehenen Leistungen.
>
> Der Entlassungstag wird nur dann berücksichtigt, wenn der Patient zum Zeitpunkt der Einstufung noch anwesend ist.
>
> Interne Verlegungen sind mit Uhrzeit und Verlegungsort zu kennzeichnen. Sie dürfen nur auf der Station eingestuft werden, auf der sich der Patient um 19.00 befindet.
>
> Der Erhebungsbogen wird zusammen mit der Pendelliste an die Aufnahmeabteilung abgegeben.

Die Arbeitsgruppe entwickelte ein Trainingsprogramm für die Einführungsphase mit der Zielsetzung, daß nach Abschluß dieser Schulung alle Mitarbeiter in der Lage sind, die Patienten in die »Allgemeine Pflege« und »Spezielle Pflege« entsprechend der Pflege-Personalregelung einzustufen.

Inhalte dieses Trainingsprogrammes sind:

— Information der Mitarbeiter über die Vorgeschichte und den derzeitigen Stand der Pflege-Personalregelung;

— Kurzreferat über die wesentlichen Inhalte der Pflege-Personalregelung;

— Erklärung der Einordnungsschemata »Allgemeine« und »Spezielle Pflege« in Verbindung mit dem Erhebungsbogen und den Leistungskatalogen;

— Einübung der Einstufung anhand von Fallbeispielen;

— Einübung der Einstufung anhand von mitgebrachten Pflegedokumentationen der Stationen;

— Erklärung des weiteren Ablaufes während der Einführungsphase und Mitteilung, welche Hilfestellungen während dieser Zeit zur Verfügung stehen;

— Verteilung einer Schulungsmappe je Station, die alle wichtigen Information gebündelt enthält,

z. B. Merkblatt zur Einstufung, Einordnungsschema »Allgemeine Pflege« und »Spezielle Pflege«, Leistungskataloge und Ansprechpartner während der Einführung.

Neben der Erstellung des Trainingsprogrammes müssen organisatorische und methodische Bedingungen im Vorfeld abgeklärt werden, die hier beispielhaft genannt werden:

— Die Schulung findet für alle Mitarbeiter je Station statt. Vorgesehen sind zwei Termine von jeweils 90 Minuten im Anschluß an die Übergabe. Der normale Stationsbetrieb wird von der Nachbarstation gewährleistet. Deshalb ist eine sorgfältige Terminierung der Schulungen notwendig.

— Bestimmung und Vorbereitung des Schulungsraumes.

— Die Mitarbeiter der Arbeitsgruppe, die auf der jeweiligen Station die Schulung durchführen, sind gleichzeitig Ansprechpartner während der Einführungsphase.

— Schulungsunterlagen (Schulungsmappe, Fallbeispiele usw.) und Erhebungsbögen sind für die Termine zu kopieren bzw. als Folien zu erstellen.

— Bekanntgeben des »Startdatums« für die Einführungsphase.

— Sogenannte Auffangkurse für neue Mitarbeiter und Mitarbeiter, die sich zur Zeit der Einführung in Urlaub oder Krankheit befanden durchführen.

Eine sorgfältige Begleitung während der Einführungsphase fördert nicht nur die Motivation der Mitarbeiter zur Datenerhebung, sondern ist auch notwendig, um »sichere Daten« zu erhalten. Im Rahmen der Stationsleitungssitzungen informiert die Pflegedienstleitung regelmäßig über Neuerungen der Pflege-Personalregelungen und gibt erste Auswertungen bekannt. Die Stationen können anstehende Probleme bei der Erhebung oder notwendige Veränderungen z. B. der Arbeitsablauforganisation oder Arbeitszeit besprechen.

Für die Phase der Einführung wurden die Erhebungsdaten bei der Pflegedienstleitung gesammelt und in ein selbst erstelltes EDV-Programm eingegeben (siehe Tab. 23). Für den Zeitraum der Einführungsphase ist dies sicherlich eine praktikable Lösung, die aber auf Dauer durch ein geeignetes professionelles EDV-Programm ersetzt werden muß, um die Datenfülle überhaupt bewältigen zu können (s. h. Punkt 7: »Erhebungsmöglichkeiten der Pflege-Personalregelung«).

6.2. Anforderungen an das Pflegemanagement

Die Pflege-Personalregelung im Rahmen des Gesundheitsstrukturgesetzes bereitet dem Pflegemanagement ein großes Aufgabenfeld. Hierin wird die Pflege-Personalregelung zukünftig weniger als Instrument der Pflegesatzfindung dienen, sondern mehr zur Leistungserfassung und Qualitätssicherung im Rahmen der Fallpauschalierung.

Die Betriebsleitungsebene eines Krankenhauses muß die in der Pflege-Personalregelung enthaltene Zielsetzung gewährleisten. Demnach muß eine ausreichende, zweckmäßige und wirtschaftliche, an einem ganzheitlichen Pflegekonzept orientierte Pflege der stationär und teilstationär zu behandelnden Patienten gewährleistet sein. Das Pflegemanagement muß Pflegeziele und Pflegekonzepte, Leistungserfassung und Pflegequalität, Personaleinsatz und Arbeitsablauforganisation auf die Zielsetzung der Pflege-Personalregelung abstimmen.

6.2.1. Pflegeplanung und Pflegedokumentation

Pflegeplanung und Pflegedokumentation sind zwei Begriffe die oftmals irreführend benutzt werden. Viele benutzen den Begriff der Pflegeplanung und meinen eigentlich nicht mehr als Dokumentation, d. h. schriftliche Fixierung von Krankenbeobachtung und durchgeführten Leistungen. Demgegenüber versteht man unter Pflegeplanung die systematische patientenorientierte geplante Pflege im Sinne des Krankenpflegeprozesses. Dieser Begriff beinhaltet den Vorgang der Problemlösung und auch den Beziehungsablauf, der zwischen Patient und Pflegenden entsteht und durch den die Problemlösung erst ermöglicht werden kann.

Bei der Einführung und Umsetzung der Pflege-Personalregelung sollten Pflegedokumentation (vgl. Punkt 6.1.4.) und Pflegeplanung im Pflegeprozeß verbessert werden. Einfacher erscheint zunächst die Verbesserung der Dokumentation, d. h. jedes Krankenhaus kann Erhebungsbögen und Neugestaltungen der Dokumentationsbögen entweder von Firmen käuflich erwerben oder aber gezielt für das eigene Haus selbst entwerfen und über die Hausdruckerei beziehen. Wichtig dabei ist, daß Doppeleintragungen vermieden werden, um die Schreibarbeiten der Pflegenden so gering wie möglich zu halten.

Die Pflege-Personalregelung kann einen wichtigen Beitrag zur Entwicklung eines ganzheitlichen Pflegekonzeptes leisten (vgl. Definition der Expertenkommission unter Punkt 3: »Grundsätze der Pflege-Personalregelung«). Die Festlegung des Pflegekonzeptes im Sinne der jeweiligen Krankenhauszielsetzung ist Aufgabe des Pflegemanagements. Die Pflegeplanung im Pflegeprozeß orientiert sich an dem Pflegekonzept, ebenso wie die Pflegeorganisation eines Krankenhauses.

Neben der Einführung der Pflege-Personalregelung ist unserer Meinung nach eine IST-Analyse der

Tab. 23: EDV-Programm in der Einführungsphase

Dat.	Plus Std.-fälle Zahl	Min.-wert:2 +15Min je Zahl	Insgesamt (70)	Zu-gang 70 Min	Grund-wert 30 Min	A3 S3 215	A3 S2 189	A3 S1 179	A2 S3 134	A2 S2 108	A2 S1 98	A1 S3 88	A1 S2 62	A1 S1 52	davon Zugang von außen	Gesamt Bele-gung	A3 S3	A3 S2	A3 S1	A2 S3	A2 S2	A2 S1	A1 S3	A1 S2	A1 S1
01		0	1722	0	630	0	0	0	0	0	0	0	0	1092	0	21	0	0	0	0	0	0	0	0	21
02			1722	0	630	0	0	0	0	0	0	0	0	1092	0	21	0	0	0	0	0	0	0	0	21
03			3096	280	690	0	378	716	0	0	294	0	62	676	4	23	0	2	4	0	0	3	0	1	13
04			2803	140	660	0	567	358	0	0	392	0	62	624	2	22	0	3	2	0	0	4	0	1	12
05	1	41	2501	140	600	0	567	358	0	108	0	0	0	728	2	20	0	3	2	0	0	0	0	0	14
06			2243	70	570	0	567	0	0	108	294	0	62	572	1	19	0	3	0	0	1	3	0	1	11
07			2382	210	540	0	756	0	0	108	196	0	0	572	3	18	0	4	0	0	1	2	0	0	11
08			2136	0	540	0	756	0	0	108	98	0	62	572	0	18	0	4	0	0	1	1	0	1	11
09			2440	140	600	0	756	0	0	108	98	0	62	676	2	20	0	4	0	0	1	1	0	1	13
10			2998	140	780	0	756	0	0	216	98	0	124	884	2	26	0	4	0	0	2	1	0	2	17
11			3064	70	750	0	1134	0	0	108	98	0	124	780	1	25	0	6	0	0	1	1	0	2	15
12			3033	140	780	0	945	0	0	108	0	0	124	936	2	26	0	5	0	0	2	0	0	2	18
13			3023	140	780	0	945	0	0	0	98	0	124	936	2	26	0	5	0	0	1	1	0	2	18
14			2832	70	780	0	378	358	0	0	196	0	62	988	1	26	0	2	2	0	1	2	0	1	19
15			2736	0	780	0	567	179	0	0	98	0	124	988	0	26	0	3	1	0	0	1	0	2	19
16			2864	0	780	0	378	358	0	0	392	0	124	832	0	26	0	2	2	0	0	4	0	2	16
17			2832	70	780	0	189	537	0	0	196	0	124	936	1	26	0	1	3	0	0	2	0	2	18
18			2903	70	780	0	189	716	0	0	98	0	62	988	1	26	0	1	4	0	0	1	0	1	19
19			2912	140	780	0	378	358	0	108	196	0	124	936	2	26	0	2	2	0	0	2	0	2	18
20			3305	70	810	0	378	895	0	108	98	0	62	936	1	27	0	2	5	0	0	1	0	1	18
21			2688	70	690	0	567	179	0	0	294	0	0	884	1	23	0	3	1	0	1	3	0	0	17
22			2899	210	720	0	756	179	0	108	98	0	0	780	3	24	0	4	1	0	1	1	0	0	15
23			2781	0	720	0	567	358	0	0	196	0	0	936	0	24	0	3	2	0	0	2	0	0	18
24			3027	0	810	0	756	179	0	0	294	0	0	832	0	27	0	4	1	0	1	3	0	0	16
25			2945	0	780	0	567	358	0	0	294	0	62	988	0	26	0	3	2	0	0	3	0	1	19
26			3214	70	810	0	567	537	0	0	294	0	0	884	1	27	0	3	3	0	1	3	0	0	17
27			3284	140	810	0	567	537	0	0	294	0	0	936	2	27	0	3	3	0	0	3	0	0	18
28			2878	70	780	0	189	537	0	0	294	0	124	936	1	26	0	1	3	0	0	3	0	2	17
29			2970	0	750	0	189	895	0	108	98	0	62	884	0	25	0	1	5	0	1	1	0	1	15
30			3320	140	840	0	189	895	0	108	294	0	62	988	2	28	0	1	5	0	1	3	0	1	19
31			3133	70	810	0	189	716	0	108	294	0	62	884	1	27	0	1	4	0	1	3	0	1	17
Ges.	1	41	86686	2660	22560	0	15687	10203	0	1512	5684	0	1860	26520	38	752	0	83	57	0	14	58	0	30	510

bestehenden Pflegeplanung und Pflegedokumentation notwendig. Hieraus leiten sich Zielsetzung und Handlungsbedarf des Pflegemanagements ab. Durch die Analyse der Effektivität der bisherigen Dokumentation lassen sich sowohl Defizite als auch Optimierungsreserven ableiten. Häufig sind hausinterne »Auffrischungsfortbildungen« zum Thema Pflegeplanung und Pflegedokumentation notwendig. Dies beinhaltet die Chance, falls noch nicht vorhanden, ein Pflegekonzept zugrunde zu legen.

6.2.2. Arbeitsablaufgestaltung

Die Pflege-Personalregelung geht von voll zentralisierten Organisationsabläufen aus. Dies ist oft baulich-organisatorisch nicht möglich, z. B. fehlende Bettenzentrale oder schlechte horizontale und vertikale Wegführung. Personelle Zuschläge müssen in diesem Fall gesondert mit den Krankenkassen vereinbart werden. Häufig sind aber auch organisatorische Mängel durch eine Verbesserung der hausinternen Strukturen und Arbeitsabläufe zu beheben. Dies erfordert eine Schwachstellenanalyse und kreative Verbesserungsvorschläge, um effiziente Arbeitsabläufe, optimale Patientensteuerung und einen optimalen personellen und materiellen Einsatz zu gewährleisten.

Abgrenzung von Tätigkeiten, Umverteilung und Optimierung von Leistungen stellen an das Pflegemanagement hohe Anforderungen, wie z. B. Flexibilität, Kreativität, Kooperationsfähigkeit und Verantwortung.

Das Pflegemanagement sollte gemeinsam mit den Mitarbeitern die Pflegeabläufe, die Arbeitsabläufe und die Pflegequalität kritisch hinterfragen und falls erforderlich neu bestimmen. Gerade Arbeitsabläufe sind bei uns noch häufig an den Arbeitsabläufen der medizinischen Funktionsabteilungen und paramedizinischen Abteilungen orientiert, die oft nicht die Bedürfnisse der Patienten berücksichtigen, sondern einen reibungslosen Arbeitsablauf ihrer Abteilung. Aber gerade die Bedürfnisse der Patienten sind Mittelpunkt einer individuellen, ganzheitlichen Pflege. Entsprechend der ganzheitlichen Pflege sollte der Arbeitsablauf der Station gestaltet werden, z. B. im Sinne der Bereichspflege. Sowohl Pflege als auch Funktionsabteilungen sollten die teilweise starren Arbeitszeiten neu überdenken.

Die Dienstplangestaltung muß sich nach dem aktuellen Pflegearbeitszeitaufwand der Station richten. Bei Erhebungen über einen längeren Zeitraum lassen sich häufig bestimmte Regelmäßigkeiten ableiten. Zum Beispiel ein hoher Arbeitsaufwand an bestimmten Tagen, wie Aufnahme- und Entlassungstage und Operationstage. Diesem Arbeitsaufwand muß entsprechend Personal zugeordnet werden, sowohl quantitativ als auch qualitativ, um die Pflegequalität sichern zu können.

Die Arbeitseinsatzplanung ist entsprechend der Qualifikation der Mitarbeiter zu steuern, d. h. es muß klar definiert sein, welche pflegerischen Tätigkeiten mit welcher Qualifikation verrichtet werden sollen. Dies ist im Rahmen von Pflegestandards festzulegen. Hilfreich sind ebenfalls Stellenbeschreibungen für die verschiedenen Qualifikationen. Sie beschreiben z. B. patientenbezogene Aufgaben und grenzen Kompetenzen innerhalb der personellen Strukturen ab.

Die Verbesserung der Arbeitsabläufe dient nicht nur der Zielsetzung der Pflege-Personalregelung. Sie fördert innerhalb des Pflegebereiches die Berufszufriedenheit, das Selbstbewußtsein der Pflegenden und die Eigenverantwortlichkeit pflegerischen Handelns. Berufspolitisch kann Pflege sich zur professionellen Pflege entwickeln.

6.2.3. Leistungserfassung und Qualitätssicherung

Die Pflege-Personalregelung wird zukünftig ein Instrument der Leistungserfassung und Qualitätssicherung im Rahmen der Fallpauschalierung sein. Dennoch sind Leistungserfassung und Qualitätssicherung aufgrund der Komplexität noch »Neuland« für das Pflegemanagement. Wir können im Rahmen dieses Buches das Thema nur andiskutieren.

Der Leistungsbegriff im Krankenhaus wird durch den Gesetzgeber nicht näher definiert. In der allgemeinen Betriebswirtschaftslehre ist Leistung das mengen- und/oder wertmäßige Ergebnis der betrieblichen Tätigkeit, die sich in Sachgütern und Dienstleistungen niederschlägt. Wesentlich ist, daß die Leistung sachzielbezogen ist, d. h. nur diejenigen Güter und Dienstleistungen zählen zur betrieblichen Leistung, die zur Erreichung des angestrebten Sachzieles des Betriebes erarbeitet worden sind[18]. Bei dieser Definition wird der Leistungsbegriff ergebnisorientiert angewendet. Demgegenüber stehen der prozeßorientierte und tätigkeitsorientierte Leistungsbegriff. Der Leistungsbegriff im Krankenhaus beinhaltet als Hauptziel der betrieblichen Aktivitäten die Veränderung des Gesundheits- bzw. Krankheitszustandes des Patienten[19]. Diese Statusveränderung ist die Primärleistung des Krankenhauses. Um das Hauptziel zu erreichen, müssen Einzelleistungen in Diagnostik, Therapie, Pflege und Versorgung erbracht werden. Sie werden im Krankenhausbetriebsprozeß durch die Kombination der Produktionsfaktoren Betriebsmittel, Sachgüter und menschliche Arbeit erbracht. Da die Statusveränderung des Patienten bei der Leistungserfassung

[18] Bundesminister für Arbeit und Sozialordnung (Hrsg.): Grundelemente der Leistungsmessung im Krankenhaus, Forschungsbericht: Gesundheitsforschung 97/Bonn 1982

[19] Eichhorn, Siegfried: Krankenhausbetriebslehre, Band 1

schwer oder gar nicht zu definieren und zu messen ist, setzt die Leistungserfassung sinnvollerweise bei den Einzelleistungen an. Auf Krankenpflege bezogen bedeutet dies: Als Leistung ist jede Tätigkeit anzuerkennen, die im Hinblick auf ein bestimmtes Leistungsergebnis durchgeführt wurde, und zwar unabhängig davon, ob das vorgegebene Ziel erreicht wurde oder nicht.

Das Ziel der Leistungserfassung besteht in der Beschaffung von Informationen für das Pflegemanagement zur internen Betriebssteuerung, zur Sicherung und Verbesserung der Pflegequalität, zum Nachweis der pflegerischen Aktivitäten bei der krankenhausinternen Budgetaufteilung und zur Definierung des Berufsfeldes der Krankenpflege zur Abgrenzung gegenüber anderen Berufsgruppen im Krankenhaus.

Die Pflege-Personalregelung beinhaltet die Qualitätssicherung im Tätigkeitsprofil für den Pflegegrundwert und in § 8 des Gesetzestextes. Hier wird die Qualitätssicherung dem Aufgabengebiet der leitenden Pflegekraft zugeordnet.

Für den Ablauf der Leistungserfassung kann kein generelles Schema vorgegeben werden. Dies muß hausindividuell gestaltet werden. Die Leistungserfassung im Pflegebereich sollte schrittweise erfolgen. Dazu sollten zunächst geeignete Leistungskataloge erstellt werden. Diese legen Art und Umfang der zu erfassenden Leistungen (quantitativ und qualitativ) fest. Methodisch kann eine Leistungserfassung zentral oder dezentral erfolgen, entweder manuell oder mit Hilfe der EDV. Die Leistungsergebnisse sollten entsprechend der jeweiligen Zielsetzung zentral in der Pflegedienstleitung ausgewertet werden.

Die Qualitätssicherung dient der Dokumentation und Sicherung qualitativer Pflegeleistungen. Dabei versteht man unter Pflegequalität den Grad der Übereinstimmung zwischen erbrachter Pflege und den bestehenden Kriterien für diese Pflege[20]. Zur Qualitätssicherung gehören Qualitätsplanung, Qualitätslenkung und Qualitätsprüfung.

Üblicherweise unterscheidet man bei der Qualitätsmessung drei Dimensionen:

Strukturqualität
Sie beinhaltet verhältnismäßig stabile Merkmale im Gesundheitswesen, welche die Aufbau- und Ablauforganisation (insbesondere technische und personelle Ausstattung) betreffen.

Prozeßqualität
Sie bezieht sich auf die Gesamtheit der pflegerischen Maßnahmen einschließlich der Pflegeplanung und auch auf die Interaktionen zwischen Pflegepersonal und Patienten. Hierfür ist aber häufig nur eine schwache Datenbasis vorhanden.

Ergebnisqualität
Sie bezieht sich auf die in der WHO-Definition der Gesundheit ausgesprochenen Dimensionen (physische, psychische, soziale Gesundheit) und umfaßt im weiteren Sinne die Patientenzufriedenheit, sein Gesundheitswissen und gesundheitsrelevantes Verhalten.

Entsprechend der Dimension der Qualitätsmessung sind zur Bestimmung der Qualität geeignete Erhebungsinstrumente zu entwickeln. Die Methoden zur Qualitätskontrolle dienen der Qualitätssicherung. Ein grundlegendes Instrument der Qualitätskontrolle ist der Pflegestandard.

Die Pflege-Personalregelung im Rahmen des Gesundheitsstrukturgesetzes fordert vom Pflegemanagement zur Leistungserfassung und Qualitätssicherung auf. Dabei müssen die pflegerischen Zielsetzungen definiert werden. Die Grundsätze pflegerischer Arbeit sind zu vereinheitlichen und zu standardisieren. Dieses setzt Pflegeforschung voraus und regelmäßige Fort- und Weiterbildung der Pflegenden. Leistungserfassung und Qualitätssicherung setzen eine umfassende Pflegeplanung und Pflegedokumentation voraus. Hilfreich könnte zukünftig eine EDV-gestützte Dokumentation sein, um die Fülle der Daten erfassen und auswerten zu können.

Sowohl die Erfassung der Daten für die Pflege-Personalregelung als auch die Qualitätssicherung gehören in den Verantwortungsbereich des Pflegemanagements. Ziel der verbesserten Personalausstattung ist die Verbesserung des Behandlungsangebotes in der Pflege. Diesen Nachweis muß die Pflegedienstleitung gegenüber den Kostenträgern erbringen können. Hierbei sind besonders Veränderungen in der Struktur (z. B. Pflegesysteme, Behandlungskonzepte, Qualifikationsgrad der Mitarbeiter) darzulegen.

6.2.4. Pflegestandards

Die WHO (1983) definiert den Pflegestandard: »Der Pflegestandard ist ein vereinbartes Maß für einen bestimmten Zweck benötigter pflegerischer Betreuung«. Der Pflegestandard legt also das zu erreichende Leistungsniveau fest. Die erbrachte pflegerische Leistung kann daran gemessen werden.

Pflegestandards sind Grundlage für eine einheitliche Durchführung von Pflegemaßnahmen, da sie für alle Mitarbeiter die Kriterien verbindlich festlegen. Die einheitliche Durchführung von Pflegemaßnahmen fördert die Kontinuität und Qualität der theoretischen und praktischen Ausbildung in der Krankenpflege. Pflegerische Leistungen werden durch Pflegestandards transparent und nachweisbar. Sie dienen der Leistungserfassung und Qualitätssicherung in der Krankenpflege.

Man unterscheidet üblicherweise drei Ebenen von Pflegestandards:

---

[20] Kellnhauser, Edith: Grundlagen der Qualitätssicherung in der Pflege in: Die Schwester/Der Pfleger 3/93

Strukturorientierter Standard

Er bezieht sich im wesentlichen auf die Rahmenbedingungen, die für die Ausübung der Krankenpflege notwendig sind. Dazu gehören z. B.:

— Arbeitsaufbau und -ablauf,

— bauliche und technische Ausstattungen einer Station,

— personelle Ausstattung (quantitativ und qualitativ),

— Ausstattung mit Sachmitteln,

— organisatorische Voraussetzungen.

Prozeßorientierter Standard

Er bezieht sich auf den Ablauf von Pflegetätigkeiten im Rahmen des Pflegeprozesses. Dazu gehören z. B. einzeltätigkeitsbezogene oder fallbezogene Pflegestandardpläne.

Ergebnisorientierter Standard

Er bezieht sich auf die angestrebten Pflegeergebnisse, z. B. Wohlbefinden und Zufriedenheit der Patienten und Effektivität von Pflegemaßnahmen, gemessen an der Zustandsänderung beim Patienten. Diese Leistung ist schwer oder gar nicht zu messen, da es sich um komplexe Ursachen- und Wirkungsmechanismen handelt.

Die Pflege-Personalregelung fordert das Pflegemanagement zur Einführung von Pflegestandards auf. Diese sollten sich von der Systematik her an den Einstufungskriterien der Patientengruppen orientieren. Zum Beispiel kann sich ein tätigkeitsbezogener Standard zur Körperpflege an den drei Intensitätsstufen der »Allgemeinen Pflege« orientieren. Die Einführung von Pflegestandards ist sehr zeitaufwendig und muß sorgfältig geplant werden. Dies kann durch eine hausinterne Arbeits- oder Projektgruppe geleistet werden.

6.2.5. Personaleinsatzplanung

Die Daten der Pflege-Personalregelung sollten dem Pflegemanagment als zeitnahes Führungsinstrument zur Verfügung stehen. Eine tägliche Erfassung, Verarbeitung und Auswertung kann nur mit Hilfe der EDV erfolgen. Diese ist sinnvoll, um bestimmte Regelmäßigkeiten der Arbeitsintensität der Stationen bestimmen zu können. Regelmäßig wiederkehrende, unvermeidbare »Arbeitsspitzen« müssen bei der Personaleinsatzplanung im Dienstplan berücksichtigt werden. Im Rahmen der Organisationsfreiheit kann die Pflegedienstleitung hausintern die Planstellen den einzelnen Stationen zuteilen. Es besteht z. B. die Möglichkeit, einen »Springer-Pool« von Mitarbeitern einzurichten. Entsprechend der Zeiterhebungen der Pflege-Personalregelung werden diese Springer jeweils auf den zur Zeit arbeitsintensiven Stationen eingesetzt. Somit ist ein zügiges Reagieren auf sich verändernde Arbeitsbedingungen möglich.

Im Gegensatz zur Personalsteuerung können die »Neuaufnahmen von außen« entsprechend der Arbeitsintensitäten gesteuert werden. Diese Patientensteuerung erfolgt durch die Pflegenden. Die Abteilungsleitung entscheidet aufgrund der aktuellen Stationsübersichten und der Einstufung des neuen Patienten, auf welcher Station der Patient aufgenommen wird. So werden Arbeitsbelastungen möglichst gleichmäßig auf verschiedene Stationen verteilt.

6.2.6. Förderung der Qualifikation der Mitarbeiter

Die Förderung der Qualifikation von Mitarbeitern ist durch externe Fortbildungs- und Weiterbildungsveranstaltungen und durch gezielte Personalentwicklungsmaßnahmen möglich. Die innerbetriebliche Fortbildung gewinnt durch die Pflege-Personalregelung erheblich an Bedeutung. Sie ist mit einem Zeitwert von 3,0 Minuten je Patient und Tag im Tätigkeitsprofil für den Pflegegrundwert verankert. Um diesem Minutenwert gerecht zu werden, sollte ein hausinternes Fortbildungsprogramm erstellt werden. In unserem Krankenhaus erscheint halbjährlich ein hausinterner Fortbildungskalender. Er dient der Verbesserung der fachlichen und persönlichen Qualifikation. Die Teilnahme an den Veranstaltungen ist anerkannte Arbeitszeit. Der Mitarbeiter erhält jeweils ein Teilnahmezertifikat. Ein hausinternes einjähriges Trainingsprogramm zum Thema »Kommunikation im betrieblichen Alltag« stellt eine sinnvolle Ergänzung zum Fortbildungskalender dar.

Das Pflegemanagement muß ein geeignetes hausinternes Fortbildungsprogramm erstellen. Gegenüber den Kostenträgern muß ein Durchführungsnachweis möglich sein, um den vollen Minutenwert geltend machen zu können. Es könnte sein, daß in Krankenhäusern ohne hausinterne Fortbildungsveranstaltungen Abstriche bei dem Zeitwert von 3,0 Minuten gemacht werden.

7. Erhebungsmöglichkeiten der Pflege-Personalregelung

Die Pflege-Personalverordnung beschert den Krankenhäusern einen hohen Erfassungs- und Auswertungsaufwand. Um diesen zu bewältigen, kann zwischen verschiedenen Möglichkeiten gewählt werden.

7.1. Manuelle Erfassung

Die Pflege-Personalregelung sieht in § 5 Absatz 2 vor, daß die Zuordnung der Patienten zu den einzelnen Pflegestufen auf den Patientenerhebungsbögen zu dokumentieren ist. Diese Erhebungsbögen sind Bestandteil der Anlage 5 zur Pflege-Personalregelung. Die Bögen sind jeweils nach Abschluß eines Kalendervierteljahres der Arbeitsgemeinschaft der Spitzenverbände der Krankenkassen zu übersenden. Das manuelle Ausfüllen der Vordrucke verursacht einen erheblichen Schreibaufwand für die Pflegekräfte. Es sind häufig Doppelt- und Mehrfacheintragungen notwendig, damit die Daten sowohl in der Pflegedokumentation als auch zur zentralen Auswertung zur Verfügung stehen. Die Akzeptanz bei den Mitarbeitern gegenüber dieser Erfassungsmethode dürfte gering sein. Die zentrale Auswertung der erhobenen Daten ist sehr arbeitsintensiv. Die »Sicherheit« der Daten ist kaum überprüfbar. Die manuelle Datenerfassung ist unserer Meinung nach unwirtschaftlich, da sie enorme Personalkapazitäten bindet.

7.2. EDV-Erfassung

Die Umsetzung der Pflege-Personalregelung ist mittlerweile mit Hilfe der EDV möglich. Es stehen spezialisierte EDV-Programme in diesem Bereich zur Verfügung. Diese sollten durch Einfachheit und Klarheit in der Anwendung überzeugen. Nur bei »Anwenderfreundlichen Programmen« werden sich diese auf Dauer durchsetzen. Da jedes Krankenhaus ein für sich speziell geeignetes System wählen sollte, geben wir im Rahmen dieses Buches nur einen Überblick über die verschiedenen Möglichkeiten und beschreiben unser hausinternes EDV-System.

Generell ist zunächst abzuklären, ob ein autonomes EDV-Programm angeschafft werden soll, oder ob die Datenerfassung für die Pflege-Personalregelung in ein bereits bestehendes EDV-System zu integrieren ist. Dies ist vorteilhaft, da Daten aus den verschiedenen Bereichen (ICD-Schlüssel, Aufnahme-, Entlassungsdaten, Ausfallzeiten) über Schnittstellen zur Verfügung stehen. Es erübrigt sich das mühsame Erstellen des Patienten-Erhebungsbogens der Anlage 5 der Pflege-Personalregelung.

Je nach Möglichkeit kann die Datenerfassung im Krankenhaus entweder dezentral auf der jeweiligen Station erfolgen. Dies setzt voraus, daß sich auf jeder Station Terminals befinden. Hier können die Daten unmittelbar in die EDV eingegeben werden. Oder die Erfassung erfolgt über eine zentrale EDV-Lösung. Die Erhebung der Pflegestufen muß dabei allerdings auf der Station auf einem herkömmlichen Datenträger auf Papier erfolgen. Um diese Erfassung zu vereinfachen, stehen verschiedene Möglichkeiten zur Verfügung:

— Erfassung über die Pendelliste oder Pflegewertliste,
— die Barcode-Erfassung oder
— beleglesbare Erhebungsbögen.

Wir sind mit der EDV in unserem Krankenhaus einem Rechenzentrum angeschlossen. Über ein Zusatzmodul können wir die Daten für die Pflege-Personalregelung erfassen. Schnittstellen ermöglichen das Bereitstellen aller benötigten Daten. Auswertungen sind jederzeit nach den von uns gewünschten Kriterien möglich, z. B. summarische Analysen des Gesamtkrankenhauses, Verteilung der Pflegestufen in Prozent je Station oder Fachdisziplin, Minutenwertanalysen entsprechend der Pflege-Personalregelung und Berechnung des Stellenplans mit Berücksichtigung der Ausfallzeiten. Ebenfalls werden die tagesklinisch zu behandelnden Patienten und Stundenfälle innerhalb eines Tages ausgewiesen (siehe Anlage 7). Das System führt Plausibilitätskontrollen auf Abruf durch. Diese ermöglichen ein zügiges Erfassen von fehlenden Einstufungen.

Die tägliche Erfassung und Auswertung macht eine straffe Ablauforganisation notwendig. Zunächst erstellt die Aufnahmeabteilung der Verwaltung die Pflegewertlisten (siehe Tab. 24). Diese enthalten alle aktuellen Daten der Mitternachtsstatistik. Sie werden vormittags auf den Stationen verteilt. Die Einstufung der Patienten in Patientengruppen erfolgt um 19.00 Uhr auf den einzelnen Stationen. Die Daten werden in die Pflegewertliste eingetragen und nach dem Spätdienst in der Aufnahmeabteilung hinterlegt. Die Verwaltung kann am nächsten Morgen die Daten unmittelbar in die EDV eingeben. Für die Erhebungen am Wochenende sind entsprechende Mehrzeilen auf der Pflegewertliste vorhanden. Dieses System der Erhebung verursacht keine wesentliche Mehrarbeit für das Pflegepersonal. Die Eingabe in die EDV erfolgt in der Verwaltung. Die Daten stehen der Pflegedienstleitung jederzeit zur Verfügung.

Tab. 24: Pflegewert-Liste

| | | | | | | | | neue Kategorie | | |
| | | | | | | | | | Sa | So |
01	FA	Raum	Patient	Geb.-Dat.	Auf-Nr.	Aufenth. ab	Letzte Kateg.	A S	A S	A S
01	PR									
02	PR									
03	PR									
04	PR									
05	PR									
06	PR									
07	PR									
08	PR									
09	PR									
10	PR									
11	PR									
12	PR									
13	PR									
14	PR									
15	PR									
16	PR									
17	PR									
18	PR									
19	PR									
20	PR									
21	PR									
22	PR									
23	PR									
24	PR									
25	PR									
26	PR									
27	PR									

Pflegewertliste

ST. JOSEPH-HOSPITAL LAAR

Station: ST 1   für den:

_____   _____
Datum   Unterschrift

8. Berechnungsbeispiel für die Personalbedarfsermittlung in der Erwachsenen- und Kinderkrankenpflege

Bevor eine zahlenmäßige Berechnung durchgeführt werden kann, müssen noch einige Grundsätze dargelegt und erläutert werden:

Mitternachtsstatistik

Nach der Pflege-Personalregelung werden täglich alle Patienten, die während des Erhebungszeitraumes (12.00 bis 20.00 Uhr) auf der Station sind, eingestuft. Ebenfalls werden tagesklinische Patienten und Stundenfälle innerhalb eines Tages bewertet. Die »Mitternachtsstatistik« ist für die Pflege-Personalregelung nicht mehr in Ansatz zu bringen.

Fallwert für Krankenhausaufnahmen von außen

Für Krankenhausaufnahmen von außen ist ein fallbezogener Mindestwert (70 Minuten in der Erwachsenenkrankenpflege, 45 Minuten in der Kinderkrankenpflege) anzurechnen. Interne Verlegungen werden nicht berücksichtigt. Tagesklinisch zu behandelnde Patienten und Stundenfälle innerhalb eines Tages erhalten den vollen Minutenwert. Wird ein Patient auf der Intensivstation von außen aufgenommen und nach der Behandlung auf eine Normalstation verlegt, erhält man für diesen Patienten ebenfalls den vollen Fallwert für die Krankenhausaufnahme.

Ermittlung der effektiven Jahresarbeitszeit

a. Bruttojahresarbeitszeit

Ausgangsbasis für die effektive Jahresarbeitszeit ist die Berechnung der Bruttojahresarbeitszeit.

> Man geht aus von: 365 Kalendertagen
> — 104 Samstagen u. Sonntagen
> — 11 Wochenfeiertagen
> = 250 Jahresarbeitstage

250 Jahresarbeitstage multipliziert mit 7,7 Stunden pro Tag ergaben insgesamt 1925 Arbeitsstunden.

Die Wochenfeiertage sind jährlich und je Bundesland unterschiedlich. Für Nordrhein-Westfalen ergaben sich im Jahre 1993 insgesamt 9 Wochenfeiertage. Die Bruttojahresarbeitszeit betrug somit 1940,4 Arbeitsstunden.

b. Arbeitsausfallzeit

Die Arbeitsausfallzeiten sind für den Pflegedienst (ohne Intensivstation, Psychiatrie, Dialyse und Funktionsdienst) sorgfältig zu ermitteln und von der Bruttojahresarbeitszeit abzuziehen. Bei der Ermittlung der Ausfallzeiten geht man von folgenden Grundsätzen aus:

— Als Ausfallzeit werden nur die Tage angerechnet, die nach dem Gesetz oder Tarifvertrag anfallen; nicht freiwillige Leistungen des Arbeitgebers.

— Ausfallzeiten sind nur die Tage, die vom Arbeitgeber bezahlt werden. Sie können nicht geltend gemacht werden, wenn Krankenkasse oder Arbeitsamt die Leistungen übernehmen.

Bei einer 38,5-Stunden-Woche und bei einem Schnitt von 1925 Bruttoarbeitsstunden ergeben sich bei einer Ausfallzeit von

15 % 1636,25 Nettojahresarbeitsstunden und bei

20 % 1540,00 Nettojahresarbeitsstunden.

Korrekturfaktor

In der Vereinbarung mit den Krankenkassen müssen folgende Korrekturfaktoren eine Rolle spielen:

— Veränderungen der Patientenstruktur (Pflegestufen) gegenüber dem abgelaufenen Jahr,

— veränderte durchschnittliche Belegung gegenüber dem abgelaufenen Geschäftsjahr. Die Krankenkassen werden bei der durchschnittlichen Belegung zunächst noch von der Mitternachtsstatistik ausgehen und nicht von der evtl. höheren Zahl der Belegung aufgrund des Erhebungsbogens.

Berücksichtigung besonderer Verhältnisse

Die Pflege-Personalregelung sieht Zu- bzw. Abschläge für

— zentralisierte bzw. teilzentralisierte Versorgungsbereiche,

— besondere Behandlungsschwerpunkte,

— Sicherstellung der Mindestbesetzung

vor. Diese müssen gesondert vereinbart werden.

a. Berechnungsgrundlagen

Tab. 25: Eckdaten zur Personalbedarfsermittlung nach der Pflege-Personalregelung

Bettenzahl	300 Betten
Abteilungen	Innere Medizin Allgemein- und Unfallchirurgie Proktokolochirurgie Gynäkologie Geburtshilfe Kinderheilkunde
Zentralisierungsgrad	Vollzentralisiert
Patienten pro Tag (Erwachsenenpflege ohne Intensiv, Tagesklinische Pat. und Stundenfälle innerhalb eines Tages)	230
Patienten pro Tag (Kinderkrankenpflege ohne tagesklinische Pat. und Stundenfälle innerhalb eines Tages)	30 davon 18 Frühgeborene, Säuglinge 8 Kleinkinder 4 Jugendliche
Krankenhausaufnahmen (Erwachsenenpflege) einschl. tagesklinische Pat. und Stundenfälle innerhalb eines Tages und Aufnahmen von außen auf der Intensivstation pro Tag	20
Krankenhausaufnahmen (Kinderkrankenpflege) einschl. tagesklinische Pat. und Stundenfälle innerhalb eines Tages	3
Gesunde Neugeborene	15
Tagesklinische Patienten	0
Stundenfälle innerhalb eines Tages (Erwachsenenpflege)	0,6
Stundenfälle innerhalb eines Tages (Kinderkrankenpflege)	0,3 davon 0,1 Kleinkind 0,1 Jugendliche 0,1 Säuglinge, Frühgeborene

Tab. 26: Patientenstruktur der Erwachsenenkrankenpflege aufgrund der täglichen Erfassung um 19.00 Uhr

Patientengruppe	Prozentanteil
A 1 / S 1	60,48 %
A 1 / S 2	8,04 %
A 1 / S 3	0,97 %
A 2 / S 1	10,28 %
A 2 / S 2	9,29 %
A 2 / S 3	0,72 %
A 3 / S 1	6,19 %
A 3 / S 2	3,68 %
A 3 / S 3	0,35 %

Tab. 28: Patientenstruktur der Erwachsenenpflege für tagesklinische Patienten und Stundenfälle innerhalb des Tages

Patientengruppe	Prozentanteil
A 1 / S 1	43,33 %
A 1 / S 2	13,33 %
A 1 / S 3	10,00 %
A 2 / S 1	6,67 %
A 2 / S 2	16,67 %
A 2 / S 3	— %
A 3 / S 1	6,67 %
A 3 / S 2	3,33 %
A 3 / S 3	— %

Tab. 27: Patientenstruktur der Kinderkrankenpflege in Prozent aufgrund der täglichen Erfassung um 19.00 Uhr

Alters-gruppe	Patientengruppen								
	KA 1/ KS 1	KA 1/ KS 2	KA 1/ KS 3	KA 2/ KS 1	KA 2/ KS 2	KA 2/ KS 3	KA 3/ KS 1	KA 3/ KS 2	KA 3/ KS 3
F	31,47	11,55	8,31	16,21	18,90	3,48	0,12	0,29	9,77
K	37,06	32,22	19,53	0,67	3,17	0,17	—	2,34	4,84
J	45,38	27,17	11,96	1,63	7,61	4,08	0,27	—	1,90

Tab. 29: Patientenstruktur der Kinderkrankenpflege für tagesklinische Patienten und Stundenfälle innerhalb eines Tages in Prozent

Alters-gruppe	Patientengruppen								
	KA 1/ KS 1	KA 1/ KS 2	KA 1/ KS 3	KA 2/ KS 1	KA 2/ KS 2	KA 2/ KS 3	KA 3/ KS 1	KA 3/ KS 2	KA 3/ KS 3
F	10,10	20,00	—	—	70,00	—	—	—	—
K	10,10	50,00	—	—	40,00	—	—	—	—
J	20,00	—	—	20,00	60,00	—	—	—	—

Die Arbeitsausfallzeit beträgt: 18 %.

Die Nachtwachenplätze werden mit 10 Arbeitsplätzen berechnet.

b. Personalstellenberechnung Erwachsenenkrankenpflege

Aus den Berechnungsgrundlagen läßt sich die Stellenberechnung für die Erwachsenenkrankenpflege ableiten:

> Berechnung des Pflegegrundwertes:
> 230 Patienten pro Tag × 30 Minuten = 6900,00 Min.

Tab. 30: Berechnung der Minutenwerte der Patientengruppen in der Erwachsenenkrankenpflege

Patienten-gruppe	Prozent-anteil	Patient pro Tag	× Min. je Patienten-gruppe	Ergebnisse
A 1 / S 1	60,48 %	139,10	× 52 Min.	7233,20 Min.
A 1 / S 2	8,04 %	18,49	× 62 Min.	1146,38 Min.
A 1 / S 3	0,97 %	2,23	× 88 Min.	196,24 Min.
A 2 / S 1	10,28 %	23,64	× 98 Min.	2316,72 Min.
A 2 / S 2	9,29 %	21,37	× 108 Min.	2307,96 Min.
A 2 / S 3	0,72 %	1,66	× 134 Min.	222,44 Min.
A 3 / S 1	6,19 %	14,24	× 179 Min.	2548,96 Min.
A 3 / S 2	3,68 %	8,46	× 189 Min.	1598,94 Min.
A 3 / S 3	0,35 %	0,81	× 215 Min.	174,15 Min.
Gesamt:	100 %	230,00		17744,99 Min.

> Berechnung des Fallwertes:
> 20 Krankenhausaufnahmen von außen
> pro Tag × 70 Min. = 1400,00 Min.

> Berechnung der Gesunden Neugeborenen:
> 15 gesunde Neugeborene
> pro Tag × 110 Min. = 1650,00 Min.

> Berechnung des Pflegegrundwertes für tagesklinische Pat. und Stundenfälle innerhalb des Tages:
> 0,6 Patienten pro Tag × 15 Min. = 9 Min.

Tab. 31: Berechnung der Minutenwerte der Patientengruppen für tagesklinische Patienten und Stundenfälle innerhalb des Tages in der Erwachsenenkrankenpflege

Patienten-gruppe	Prozent-anteil	Patient pro Tag	× Min. je Patienten-gruppe	Ergebnisse
A 1 / S 1	43,33 %	0,26	× 26 Min.	6,76 Min.
A 1 / S 2	13,33 %	0,08	× 31 Min.	2,48 Min.
A 1 / S 3	10,00 %	0,06	× 44 Min.	2,64 Min.
A 2 / S 1	6,67 %	0,04	× 49 Min.	1,96 Min.
A 2 / S 2	16,67 %	0,10	× 54 Min.	5,40 Min.
A 2 / S 3	— %	—	× — Min.	— Min.
A 3 / S 1	6,67 %	0,04	× 89,5 Min.	3,58 Min.
A 3 / S 2	3,33 %	0,02	× 94,5 Min.	1,89 Min.
A 3 / S 3	— %	—	× — Min.	— Min.
Gesamt:	100 %	0,60		24,71 Min.

Tab. 32: Zusammenfassung der Berechnung für die Erwachsenenkrankenpflege

Pflegegrundwert	6900,00 Min.
Minutenwert der Patientengruppen	17744,99 Min.
Krankenhausaufnahmen	1400,00 Min.
Gesunde Neugeborene	1650,00 Min.
Pflegegrundwert Stundenfälle	9,00 Min.
Minutenwert der Patienten-gruppen der Stundenfälle	24,71 Min.
Gesamt	27 728,70 Min.

c. Personalstellenberechnung Kinderkrankenpflege

Aus den Berechnungsgrundlagen unter Punkt a. läßt sich die Stellenberechnung für die Kinderkrankenpflege ableiten:

> Berechnung des Pflegegrundwertes:
> 30 Patienten pro Tag × 33 Minuten = 990 Minuten

54

Tab. 33: Berechnung der Minutenwerte der Patientengruppen in der Kinderkrankenpflege

Patienten-gruppe		Prozent-anteil	Patient pro Tag	× Min. je Patienten-gruppe	Ergebnisse
KA1/KS1	F	31,47 %	5,66	× 113 Min.	639,58 Min.
	K	37,06 %	2,96	× 118 Min.	349,28 Min.
	J	45,38 %	1,82	× 54 Min.	98,28 Min.
KA1/KS2	F	11,55 %	2,08	× 162 Min.	336,96 Min.
	K	32,22 %	2,58	× 167 Min.	430,86 Min.
	J	27,17 %	1,09	× 103 Min.	112,27 Min.
KA1/KS3	F	8,31 %	1,50	× 238 Min.	357,00 Min.
	K	19,53 %	1,56	× 243 Min.	379,08 Min.
	J	11,96 %	0,48	× 179 Min.	85,92 Min.
KA2/KS1	F	16,21 %	2,92	× 149 Min.	435,08 Min.
	K	0,67 %	0,05	× 153 Min.	7,65 Min.
	J	1,63 %	0,07	× 116 Min.	8,12 Min.
KA2/KS2	F	18,80 %	3,38	× 198 Min.	669,24 Min.
	K	3,17 %	0,25	× 202 Min.	50,50 Min.
	J	7,61 %	0,30	× 165 Min.	49,50 Min.
KA2/KS3	F	3,48 %	0,63	× 274 Min.	172,62 Min.
	K	0,17 %	0,01	× 278 Min.	2,78 Min.
	J	4,08 %	0,16	× 241 Min.	38,56 Min.
KA3/KS1	F	0,12 %	0,02	× 236 Min.	4,72 Min.
	K	— %	—	× 230 Min.	— Min.
	J	0,27 %	0,01	× 188 Min.	1,88 Min.
KA3/KS2	F	0,29 %	0,05	× 285 Min.	14,25 Min.
	K	2,34 %	0,19	× 279 Min.	53,01 Min.
	J	— %	—	× 237 Min.	— Min.
KA3/KS3	F	9,77 %	1,76	× 361 Min.	635,36 Min.
	K	4,84 %	0,40	× 355 Min.	142,00 Min.
	J	1,90 %	0,07	× 313 Min.	21,91 Min.
Gesamt		100 %	30,00		5096,41 Min.

Tab. 34: Berechnung der Minutenwerte der Patientengruppen für tagesklinische Patienten und Stundenfälle innerhalb des Tages in der Kinderkrankenpflege

Patienten-gruppe		Prozent-anteil	Patient pro Tag	× Min. je Patienten-gruppe	Ergebnisse
KA1/KS 1	F	10,00 %	0,01	× 56,5 Min.	0,57 Min.
	K	10,00 %	0,01	× 59 Min.	0,59 Min.
	J	20,00 %	0,02	× 27 Min.	0,54 Min.
KA1/KS2	F	20,00 %	0,02	× 81 Min.	1,62 Min.
	K	50,00 %	0,05	× 83,5 Min.	4,18 Min.
	J	— %	—	× — Min.	— Min.
KA1/KS3	F	— %	—	× — Min.	— Min.
	K	— %	—	× — Min.	— Min.
	J	— %	—	× — Min.	— Min.
KA2/KS1	F	— %	—	× — Min.	— Min.
	K	— %	—	× — Min.	— Min.
	J	20,00 %	0,02	× 58 Min.	1,16 Min.
KA2/KS2	F	70,00 %	0,07	× 99 Min.	6,93 Min.
	K	40,00 %	0,04	× 101 Min.	4,04 Min.
	J	60,00 %	0,06	× 82,5 Min.	4,95 Min.
KA2/KS3	F	— %	—	× — Min.	— Min.
	K	— %	—	× — Min.	— Min.
	J	— %	—	× — Min.	— Min.
KA3/KS1	F	— %	—	× — Min.	— Min.
	K	— %	—	× — Min.	— Min.
	J	— %	—	× — Min.	— Min.
KA3/KS2	F	— %	—	× — Min.	— Min.
	K	— %	—	× — Min.	— Min.
	J	— %	—	× — Min.	— Min.
KA3/KS3	F	— %	—	× — Min.	— Min.
	K	— %	—	× — Min.	— Min.
	J	— %	—	× — Min.	— Min.
Gesamt			0,30		24,58 Min.

Berechnung des Fallwertes:

3 Krankenhausaufnahmen von außen
pro Tag × 45 Min. = 135 Min.

Berechnung des Pflegegrundwertes für tagesklinische Pat. und Stundenfälle innerhalb des Tages:
0,3 Patienten pro Tag × 16,5 Min. = 4,95 Min.

d. Berechnung der Nettojahresarbeitszeit

Die Jahresarbeitszeit beträgt Brutto 1925,00 Stunden:

  365 Kalendertage

— 104 Samstage und Sonntage

— 11 Wochenfeiertage

= 250 Arbeitstage × 7,7 Stunden
      = 1925,00 Stunden
      = 115 500 Minuten

Tab. 35: Zusammenfassung der Berechnung für die Kinderkrankenpflege

Pflegegrundwert	990,00 Min.
Minutenwert der Patientengruppen	5096,41 Min.
Krankenhausaufnahmen	135,00 Min.
Pflegegrundwert Stundenfälle	4,95 Min.
Minutenwert der Patienten-gruppen der Stundenfälle	24,58 Min.
Gesamt:	6250,94 Min.

Tab. 36: Ausfallzeit bei Gehaltsfortzahlung

Urlaub	11,5 %
Zusatzurlaub	1,2 %
Fortbildung	0,8 %
Arbeitsunfähigkeit bis zu 6 Wochen	3,0 %
Kur	0,1 %
Mutterschutz	4,3 %
Sonstiges (Heirat, Umzug)	0,1 %
	18,0 %

Die Nettojahresarbeitszeit beträgt:

1925,00 Bruttojahresarbeitsstunden abzüglich
18 % Ausfallzeit = 1578,5 Stunden
$$= 94\,710 \text{ Minuten}$$

e. Berechnung des Nachtdienstes

Es sind 10 Stationen mit je 1 Nachtwache besetzt.
Die Stationsgröße beträgt zwischen 22 und 35
Betten.

10 Nachtwachenplätze × 10 Std.
$$= 100 \text{ Std. pro Nacht}$$
$$= 6000 \text{ Min. pro Nacht}$$

f. Gesamtplanstellen für die Erwachsenenkrankenpflege und
Kinderkrankenpflege

Erwachsenenpflege
einschl. gesunder
Neugeborener 27728,70 Min.
Kinderkrankenpflege 6250,94 Min
Nachtdienst 6000,00 Min
_____
39979,64 Min.pro Tag

oder 666,33 Stunden pro Tag × 365 Tage =

   243 210,45 Std. pro Jahr

. / .

   1578,5 Std. Nettojahresarbeitszeit
$$= 154,08 \text{ Planstellen}$$

Die Berechnung für die »Leitende Pflegekraft«
erfolgt gemäß § 8 und § 10 Absatz 2 der Pflege-
Personalregelung:

Im Pflegedienst sind 240 Beschäftigte = »Köpfe
Mitarbeiter«

Für jeweils 80 Beschäftigte steht 1 Stelle zur
Verfügung:

   240 Beschäftigte

. / . _____

   80 Beschäftigte = 3 Stellen
             »Leitende Pflegekraft«

Nach der oben durchgeführten Berechnung ergeben sich insgesamt 157,08 Planstellen für den
Pflegedienst.

Bisher waren laut Vereinbarung mit den Krankenkassen 130 Planstellen im Pflegedienst vorgesehen. Es resultiert aus der Pflege-Personalregelung ein Mehrbedarf von 27,08 Planstellen.
Dieser wird auf 4 Jahre aufgeteilt, d. h. pro Jahr
stehen dem Krankenhaus 6,77 Planstellen zu.

Anlage 1

Bereich „Allgemeine Pflege"
— Einordnungsmerkmale für die Pflegestufen —

Pflege-stufen Leistungs-bereiche	Einordnungsmerkmale		
	A 1 Grund-leistungen	A 2 Erweiterte Leistungen	A 3 Besondere Leistungen
Körperpflege	Alle Patienten, die nicht A 2 oder A 3 zugeordnet werden	Hilfe bei überwiegend selbständiger Körperpflege	Überwiegende oder vollständige Übernahme der Körperpflege
Ernährung		Nahrungsaufbereitung oder Sondennahrung	Hilfe bei der Nahrungsaufnahme
Ausscheidung		Unterstützung zur kontrollierten Blasen- oder Darmentleerung	Versorgen bei unkon-trollierter Blasen- oder Darmentleerung
		Versorgen bei häufigem Erbrechen	
		Entleeren oder Wechseln von Katheter- oder Stomabeuteln	
Bewegung und Lagerung		Hilfe beim Aufstehen und Gehen	Häufiges [1]) Körper-lagern oder Mobilisieren
		Einfaches Lagern und Mobilisieren	

[1]) Zwei- bis vierstündlich.

Zuordnungsregel:

Jeder Patient ist einmal am Tag einer der drei Pflegestufen zuzuordnen.
Einordnungsmerkmale sind durch getrennte Felder kenntlich gemacht.
Für die Zuordnung zu der Pflegestufe „A 2" muß mindestens in zwei Leistungsbereichen je ein Einordnungs-merkmal zutreffen; trifft nur ein Einordnungsmerkmal aus „A 2" zu und ist ein zweites aus „A 3" gegeben, ist der Patient der Pflegestufe „A 2" zuzuordnen.
Bei Vorliegen von mindestens zwei Einordnungsmerkmalen aus „A 3" ist der Patient dieser Pflegestufe zu-zuordnen.

Anlage 2

Bereich „Spezielle Pflege"
— Einordnungsmerkmale für die Pflegestufen —

Pflegestufen / Leistungsbereiche	Einordnungsmerkmale		
	S 1 Grundleistungen	S 2 Erweiterte Leistungen	S 3 Besondere Leistungen
Leistungen im Zusammenhang mit — Operationen — invasiven Maßnahmen — akuten Krankheitsphasen	Alle Patienten, die nicht S 2 oder S 3 zugeordnet werden	Beobachten des Patienten und Kontrolle von mindestens 2 Parametern [1]) 4 bis 6 mal innerhalb von 8 Stunden [2])	Beobachten des Patienten und Kontrolle von mindestens 3 Parametern [1]) fortlaufend innerhalb von wenigstens 12 Stunden zum Erkennen einer akuten Bedrohung
		Aufwendiges Versorgen von Ableitungs- oder Absaugsystemen	
Leistungen im Zusammenhang mit medikamentöser Versorgung		Bei kontinuierlicher oder mehrfach wiederholter Infusionstherapie oder bei mehreren Transfusionen	Fortlaufendes Beobachten und Betreuen des Patienten bei schwerwiegenden Arzneimittelwirkungen
		Bei intravenösem Verabreichen von Zytostatika	
Leistungen im Zusammenhang mit Wund- und Hautbehandlung		Aufwendiger Verbandwechsel	Mehrmals täglich: Behandlung großflächiger oder tiefer Wunden oder großer Hautareale
		Behandlung großflächiger oder tiefer Wunden oder großer Hautareale	

[1]) Diese Parameter sind insbesondere: Puls, Blutdruck, Atmung, Bewußtseinslage, Temperatur, Nierenfunktion, Blutzucker.
[2]) Das bedeutet nicht, daß die Messungen sich auf die 8 Stunden gleich verteilen; es soll nur die Leistungsdichte beschrieben werden.

Zuordnungsregel:

Jeder Patient ist einmal am Tag einer der drei Pflegestufen zuzuordnen.
Einordnungsmerkmale sind durch getrennte Felder kenntlich gemacht.
Für die Zuordnung zu der Pflegestufe „S 2" muß mindestens ein Einordnungsmerkmal zutreffen.
Eine Zuordnung nach „S 3" erfolgt, wenn mindestens ein Einordnungsmerkmal aus „S 3" zutrifft.

Bereich „Allgemeine Pflege" (Kinderkrankenpflege)
— Einordnungsmerkmale für die Pflegestufen KA 1, KA 2, KA 3 —

Pflege- stufen / Leistungs- bereiche	Alters- stufen	Einordnungsmerkmale		
		KA 1 Grund- leistungen	KA 2 Erweiterte Leistungen	KA 3 Besondere Leistungen
Körperpflege	F K	Baden	Waschen	Baden oder Waschen unter erschwerten Bedingungen [1]
	J	Utensilien bereitstellen	Waschen oder Baden	
			Mundpflege durchführen	
Ernährung	F	Füttern bis zu 5 mal täglich [2]	Füttern bis zu 8 mal täglich [2]	Eßtraining durchführen
	K	Füttern bis zu 4 mal täglich [2]	Füttern bis zu 6 mal täglich [2]	
	J	Nahrung bereitstellen	Füttern	
Ausscheidung	F	Wickeln bis zu 5 mal täglich [2]	Wickeln bis zu 8 mal täglich [2]	Versorgen z. B. bei: Durchfall oder Erbrechen oder Schwitzen oder Blutungen
	K	Wickeln bis zu 4 mal täglich [2] oder Topfen oder zur Toilette bringen	Wickeln bis zu 6 mal täglich [2] oder ständige Anwesenheit beim Ausscheiden	
	J	Kontrollieren	Zur Toilette bringen oder Topfen oder ständige Anwesenheit beim Ausscheiden	
Bewegung und Lagerung	F K J	Betten oder Lagern	Mobilisieren oder Lagern mit einfachen Hilfsmitteln	Mobilisieren oder Lagern unter erschwerten Bedingungen [1]

[1]) Dies sind insbesondere: Immobilität, zu- und ableitende Systeme, aufwendiges Monitoring, Sterilbedingungen, gesteigerte Abwehrhaltung.

[2]) Innerhalb von 24 Stunden.

Zuordnungsregeln:

Jeder Patient ist einmal am Tag einer der drei Pflegestufen zuzuordnen.
Einordnungsmerkmale sind durch getrennte Felder kenntlich gemacht.
Für die Zuordnung zu der Pflegestufe „KA 2" muß mindestens in zwei Leistungsbereichen je ein Einordnungs- merkmal zutreffen; trifft nur ein Einordnungsmerkmal aus „KA 2" zu und ist ein zweites aus „KA 3" gegeben, ist der Patient der Pflegestufe „KA 2" zuzuordnen.
Bei Vorliegen von mindestens zwei Einordnungsmerkmalen aus „KA 3" ist der Patient dieser Pflegestufe zu- zuordnen.

Anlage 4

Bereich „Spezielle Pflege" (Kinderkrankenpflege)
— Einordnungsmerkmale für die Pflegestufen KS 1, KS 2, KS 3 —

Leistungs-bereiche \ Pflege-stufen	KS 1 Grund-leistungen	Einordnungsmerkmale KS 2 Erweiterte Leistungen	KS 3 Besondere Leistungen
Leistungen im Zusammenhang mit — Operationen — invasiven Maßnahmen — akuten Krankheitsphasen — dauernder Bedrohung	Alle Patienten, die nicht KS 2 oder KS 3 zugeordnet werden	Beobachten des Patienten und Kontrolle von mindestens 2 Parametern [1]) 4 bis 6 mal innerhalb von 8 Stunden [2])	Beobachten des Patienten und Kontrolle von mindestens 3 Para-metern [1]) fortlaufend innerhalb von wenigstens 12 Stunden zum Erkennen einer akuten Bedrohung
		Aufwendiges Versorgen von Ableitungs- oder Absaugsystemen	
		Pflegespezifische physi-kalische Maßnahmen 3 bis 5 mal täglich	Pflegespezifische physi-kalische Maßnahmen mehr als 5 mal täglich
Leistungen im Zusammenhang mit medikamentöser Versorgung		Bei kontinuierlicher oder mehrfach wiederholter Infusionstherapie oder bei einer Transfusion	Fortlaufendes Beobachten und Betreuen des Patienten bei schwer-wiegenden Arzneimittel-wirkungen
		Bei intravenösem Verab-reichen von Zytostatika	Komplette parenterale Ernährung
Leistungen im Zusammenhang mit Wund- und Haut-behandlung		Aufwendiger Verbandwechsel	Mehrmals täglich: Behandlung großflächiger oder tiefer Wunden oder großer Hautareale
		Behandlung großflächiger oder tiefer Wunden oder großer Hautareale	

[1]) Diese Parameter sind insbesondere: Puls, Blutdruck, Atmung, Bewußtseinslage, Temperatur, Nierenfunktion, Blutzucker.
[2]) Das bedeutet nicht, daß die Messungen sich auf die 8 Stunden gleich verteilen; es soll nur die Leistungsdichte beschrieben werden.

Zuordnungsregel:

Jeder Patient ist einmal am Tag einer der drei Pflegestufen zuzuordnen.
Einordnungsmerkmale sind durch getrennte Felder kenntlich gemacht.
Für die Zuordnung zu der Pflegestufe „KS 2" muß mindestens ein Einordnungsmerkmal zutreffen.
Eine Zuordnung nach „KS 3" erfolgt, wenn mindestens ein Einordnungsmerkmal aus „KS 3" zutrifft.

Nr. 59 — Tag der Ausgabe: Bonn, den 29. Dezember 1992   **2325**

Anlage 5

Patienten-Erhebungsbogen zur Pflege-Personalregelung

01   IK   ☐☐☐☐☐☐☐☐   Akten-Nr.   ☐☐☐☐☐☐☐☐

02   Vollstationäre Behandlung   ja ☐   nein ☐   Blatt-Nr.   ☐☐

03   Tageskl. Behandl. u. Stundenfälle   ja ☐   nein ☐   Aufn. Tag   ☐☐☐☐☐

04   Aufnahme von außen   ja ☐   nein ☐   Entl. Tag   ☐☐☐☐☐

---

05   Erwachsener ☐   Früh./Neugeb./ ☐   Kleinkind ☐   Schulk./ ☐   zusätzlich ☐
        Säugling   Jugendlicher   ges. Neugeborene

06   0 bis 5 ☐   5 bis 15 ☐   15 bis 40 ☐   40 bis 65 ☐   65 bis 75 ☐   75 und mehr ☐
    Jahre   Jahre   Jahre   Jahre   Jahre   Jahre

		1-3	1-3	Intensiv.			1-3	1-3	Intensiv.
07	Erhebungstag 1	A ☐	S ☐	I ☐	Erhebungstag 15	A ☐	S ☐	I ☐
08	Erhebungstag 2	A ☐	S ☐	I ☐	Erhebungstag 16	A ☐	S ☐	I ☐
09	Erhebungstag 3	A ☐	S ☐	I ☐	Erhebungstag 17	A ☐	S ☐	I ☐
10	Erhebungstag 4	A ☐	S ☐	I ☐	Erhebungstag 18	A ☐	S ☐	I ☐
11	Erhebungstag 5	A ☐	S ☐	I ☐	Erhebungstag 19	A ☐	S ☐	I ☐
12	Erhebungstag 6	A ☐	S ☐	I ☐	Erhebungstag 20	A ☐	S ☐	I ☐
13	Erhebungstag 7	A ☐	S ☐	I ☐	Erhebungstag 21	A ☐	S ☐	I ☐
14	Erhebungstag 8	A ☐	S ☐	I ☐	Erhebungstag 22	A ☐	S ☐	I ☐
15	Erhebungstag 9	A ☐	S ☐	I ☐	Erhebungstag 23	A ☐	S ☐	I ☐
16	Erhebungstag 10	A ☐	S ☐	I ☐	Erhebungstag 24	A ☐	S ☐	I ☐
17	Erhebungstag 11	A ☐	S ☐	I ☐	Erhebungstag 25	A ☐	S ☐	I ☐
18	Erhebungstag 12	A ☐	S ☐	I ☐	Erhebungstag 26	A ☐	S ☐	I ☐
19	Erhebungstag 13	A ☐	S ☐	I ☐	Erhebungstag 27	A ☐	S ☐	I ☐
20	Erhebungstag 14	A ☐	S ☐	I ☐	Erhebungstag 28	A ☐	S ☐	I ☐

21   ICD-Schlüssel   ☐☐☐
    der Hauptdiagnose

22   Innere Medizin ☐   Kinderheilkunde ☐   Chirurgie ☐   Orthopädie ☐   Urologie ☐

23   Mund-, Kiefer- u. ☐   Neurochirurgie ☐   HNO ☐   Augenheil- ☐   Haut- u. Geschl. ☐
    Gesichtschirurgie   kunde   krankheiten

24   Frauenheilkunde ☐   Radiologie ☐   Nuklear- ☐   Neurologie ☐   Lungen- u. Bron- ☐
    Geburtshilfe   medizin   chialheilkunde

25   Geriatrie ☐   Sonstige ☐   Ohne ☐
                  Fachabteilung   abgegr.
                                    Fachabteilung

Maschinenlesbarer Blindfarbenbogen nach DIN A 4, DIN 6 723, DIN 66 223, Schrift der Zeilennumerierung gemäß DIN 66 009.

DKG-Modelluntersuchung
Personalbedarf im Pflegedienst

Katalog der Strukturvariablen

Krankenhaus: (Code-Nr. . . . . . .)

Fachabteilung/Station: (Code-Nr. . . . . . .)

Fachabteilung/Station: (Code-Nr. . . . . . .)

Erhebungszeitraum:

Verantwortlicher
Projektbetreuer:

Inhalt

Anmerkung: Zutreffendes bitte ankreuzen (x).

Strukturvariable 01

Organisation der Patientenaufnahme

Definition

Administrative Patientenaufnahme: Vorbereitung und Durchführung der administrativen Aufnahmen für stationäre Patienten sowie Bereitstellung und Verwaltung der Patientengrunddaten, ergänzt durch Hintergrundinformationen.

Medizinische Patientenaufnahme: Erstuntersuchungen der zur stationären Versorgung im Krankenhaus eintreffenden Patienten zum Zwecke der Entscheidung über Dringlichkeit, Art und Umfang der medizinischen Aufnahmemodalitäten, Weiterleitung auf die zuständige Pflegeeinheit.

Betriebszeiten

Administrative Patientenaufnahme:

Medizinische Patientenaufnahme:

Merkmalsausprägungen

1. Hoher Zentralisierungsgrad

Die administrative und medizinische Patientenaufnahme erfolgt grundsätzlich durch eine zentrale Leistungsstelle (z. B. Erste Hilfe, Ambulanz, Aufnahmestation). Die Patienten kommen entsprechend vorbereitet auf die Station (Aufnahmeformalitäten, medizinische Aufnahmeuntersuchung usw. sind bereits durchgeführt worden), so daß dem Stationspersonal nur noch wenige Aufnahmetätigkeiten zufallen (z. B. Zimmerzuweisung, Einweisung in den Tagesablauf). 011 ☐

2. Mittlerer Zentralisierungsgrad

Die administrative und medizinische Patientenaufnahme erfolgt im wesentlichen durch eine zentrale Leistungsstelle; das Stationspflegepersonal ist mit der Durchführung der Patientenaufnahme (Minimalprogramm) nur außerhalb der Betriebszeiten der Zentralen Patientenaufnahme und in Notfällen befaßt. 012 ☐

3. Geringer Zentralisierungsgrad

Ständig dezentrale Patientenaufnahme auf den Stationen; die administrative und medizinische Patientenaufnahme wird grundsätzlich vom Stationspflegepersonal durchgeführt und gesteuert. 013 ☐

Strukturvariable 02

Organisation der Bettenaufbereitung

Definition

Versorgung des Pflegebereichs mit gereinigten, desinfizierten und aufbereiteten Krankenhausbetten sowie mit gereinigten und desinfizierten Nachttischen. Leistungsumfang (u. a.): Abrüsten der unreinen Betten, Desinfizieren und Reinigen des Bettzeugs, Kontrolle auf Reparaturbedürftigkeit, Aufrüsten der Krankenhausbetten mit gereinigtem Bettzeug und reiner Wäsche, Tausch der Krankenbetten rein gegen unrein Zug um Zug, Erfassen der aufbereiteten Krankenhausbetten.

Betriebszeiten

Merkmalsausprägungen

1. Hoher Zentralisierungsgrad:

Zur Aufbereitung der Krankenbetten steht eine Bettenzentrale zur Verfügung. Die Pflegeeinheiten werden bedarfsgerecht mit reinen Betten und Nachttischen versorgt. Das Pflegepersonal ist nicht mit Aufgaben der Betten-/Nachttischver- und -entsorgung befaßt. 021 ☐

2. Mittlerer Zentralisierungsgrad

Durch die Bettenzentrale werden nur Teilleistungen erbracht; der Pflegedienst muß im Rahmen der Betten-/Nachttischver- und -entsorgung bestimmte Aufgaben übernehmen (z. B. Reinigung der Nachttische, Transport der Betten). 022 ☐

3. Geringer Zentralisierungsgrad

Es gibt keine zentrale Betten- und Nachttischaufbereitung. Durch das Pflegepersonal sind in größerem Umfang diverse Aufgaben zu übernehmen, z. B.

— Abrüsten der unreinen Krankenbetten
— Entsorgen der Krankenwäsche/ Aufrüsten mit reiner Bettwäsche
— Reinigen und Desinfizieren des Bettgestells
— Kontrolle auf Reparaturbedürftigkeit
— Tausch der Betten rein gegen unrein
— Reinigung der Nachttische 023 ☐

Strukturvariable 03

Organisation der Sterilgutversorgung

Definition

Aufbereitung von Gütern zu Sterilisationseinheiten (Desinfizieren, Reinigen usw.), Sterilisation, Vorratshaltung, Ver- und Entsorgung von Betriebsstellen mit Sterilgut einschließlich Überwachung und sachgemäße Lagerung des Sterilguts in den Verbrauchsstellen, Verantwortung für die Überwachung der Sterilisatoren auf Funktionstüchtigkeit, Reinigung der Betriebsstelle.

Betriebszeiten

Merkmalsausprägungen

1. Hoher Zentralisierungsgrad:

Die Reinigung, Desinfektion, Sterilisation, Zusammenstellung und Verpackung sowie die Belieferung der Stationen mit Sterilgut erfolgt durch eine zentrale Leistungsstelle (Zentralsterilisation). Es ist in ausreichendem Maße Sterilgut vorhanden.　031 ☐

2. Mittlerer Zentralisierungsgrad:

Ein Teil der Sterilgutversorgung obliegt dem Pflegepersonal (z. B. Reinigung, Pflege, Funktionskontrolle, Verpackung, Transport). Sterilgut ist jedoch in ausreichendem Maße vorhanden.　032 ☐

3. Geringer Zentralisierungsgrad:

Es ist keine zentrale Leistungsstelle vorhanden. Alle erforderlichen Tätigkeiten sind vom Pflegepersonal eigenständig und eigenverantwortlich durchzuführen. Sterilgut ist nicht in ausreichendem Maße vorhanden.　033 ☐

Strukturvariable 04

Organisation des Gütertransportes

Definition

Gütertransporte von und zu anderen Betriebsstellen (z. B. medizinischer Sachbedarf, Müll- und Schmutzwäscheentsorgung, Labor).

Betriebszeiten

Merkmalsausprägungen

Vom Pflegedienst werden folgende Gütertransporte durchgeführt:

Zielort	nie	teilweise	regelmäßig
Krankenhausverwaltung/Poststelle	☐	☐	☐
Zentraler Verteiler	☐	☐	☐
Akten/Befundübermittlung/Schreibbüro	☐	☐	☐
Labor	☐	☐	☐
Röntgen	☐	☐	☐
Medizinische Diagnostik	☐	☐	☐
Medizinischer Sachbedarf	☐	☐	☐
Apotheke	☐	☐	☐
Müll- und Schmutzwäscheentsorgung	☐	☐	☐

1. Hoher Zentralisierungsgrad:

Die Stationen werden direkt mittels eines zentralen Hol- und Bringdienstes und/oder mittels automatischer Transportanlagen mit Gütern ver- und entsorgt.

Vom Pflegepersonal werden Gütertransporte *nie*/nur in Ausnahmefällen durchgeführt.　041 ☐

2. Mittlerer Zentralisierungsgrad:

Ein Teil der regelmäßigen Gütertransporte wird bei sonst zentraler Ver- und Entsorgung vom Pflegepersonal durchgeführt.　042 ☐

3. Geringer Zentralisierungsgrad:

Es gibt keinen zentralen Gütertransport. Die anfallenden Gütertransporte sind *regelmäßig* vom Pflegepersonal der Station durchzuführen.　043 ☐

Strukturvariable 05
Organisation des Krankentransportes

Definition

Patiententransporte in den Pflegebereich und aus dem Pflegebereich zu diagnostischen und therapeutischen Maßnahmen sowie in die Funktionseinheiten; hierunter fallen *nicht* die Transporte *innerhalb* der Pflegeeinheiten.

Betriebszeiten

Merkmalsausprägungen

1. Hoher Zentralisierungsgrad:

Die Durchführung des Krankentransports obliegt einer zentralen Betriebsstelle (Krankentransportdienst). Stationspersonal (v. a. examinierte Krankenpflegekräfte) sind mit dieser Tätigkeit nur in besonderen Fällen befaßt (z. B. Verlegung eines Patienten aus der Intensivstation/vom OP in die Pflegeeinheit) und begleiten hierbei den Krankentransportdienst.   051 ☐

2. Mittlerer Zentralisierungsgrad:

Die Durchführung der Krankentransporte obliegt einer zentralen Betriebsstelle (Krankentransportdienst); zusätzlich zu besonderen Fällen (s. o.) wird für die Patiententransporte Stationspersonal außerhalb der Betriebszeiten des Krankentransportdienstes sowie in Engpaßsituationen tätig.   052 ☐

3. Geringer Zentralisierungsgrad:

Die Durchführung der Krankentransporte obliegt in der Hauptsache dem Pflegepersonal auf den Stationen; es gibt keinen bzw. nur einen unzureichend ausgestatteten zentralen Krankentransportdienst.   053 ☐

Strukturvariable 06
Organisation der Speisenversorgung

Definition

Versorgung der Patienten mit Speisen, d. h. Portionierung und Verteilung der Speisen (nicht aber Hilfe bei der Nahrungsaufnahme) sowie die Geschirreinigung. Auch Bestellverfahren und Transportleistungen sind hierbei zu berücksichtigen.

Betriebszeiten (Ausgabe-/Lieferzeiten)

Merkmalsausprägungen

Die Organisation der Speisenversorgung ist wie folgt geregelt:

Organisationsmerkmal	Inanspruchnahme des Pflegepersonals		
	nie	teilweise	regelmäßig
Zentrale Anlieferung aller fertig auf Tabletts portionierten Speisen (mit Patientennamen versehen)	☐	☐	☐
Rücktransport der Speisetabletts wie gebraucht in die Küche	☐	☐	☐
Zweckmäßige Organisation der Menüauswahl und des Bestellwesens	☐	☐	☐
Gewährleistung der Diätberatung durch eine Diätassistentin	☐	☐	☐
Nochmaliges Aufwärmen und Zubereiten von Speisen	☐*	☐	☐
Speisenherstellung/-aufbereitung auf der Station (z. B. Schleimsuppe/Frühstückskombination) sowie Versorgung der Patienten mit Getränken (z. B. Tee/Kaffee)	☐		☐
Übernahme von Entsorgungsarbeiten	☐	☐	☐

* nur in Ausnahmefällen

1. Hoher Zentralisierungsgrad:

Speisenversorgung und Geschirreinigung sind weitgehend zentralen Leistungsstellen bzw. anderen Dienstgruppen (z. B. Stationshilfen) übertragen; das Pflegepersonal wird *nie* oder nur in besonderen Ausnahmefällen mit der Organisation der Speisenversorgung konfrontiert. Seine Aufgabe beschränkt sich maßgeblich auf das Verteilen der Speisen an die Patienten (ggfs. mit Unterstützung durch die Stationshilfen) und auf die Speiseneingabe.　061 ☐

2. Mittlerer Zentralisierungsgrad:

Speisenversorgung und Geschirreinigung sind nur *teilweise* zentralisiert; das Pflegepersonal ist in größerem Umfang mit entsprechenden Aufgaben befaßt.　062 ☐

3. Geringer Zentralisierungsgrad:

Speisenversorgung und Geschirreinigung sind dezentralisiert; das Pflegepersonal ist *regelmäßig* mit den Aufgaben der Ver- und Entsorgung befaßt.　063 ☐

Strukturvariable 07
Gestaltung des Wegeleitsystems

Definition

System der Orientierungsübersichten und Beschilderung von Wegen und Örtlichkeiten, das den Patienten und Besuchern ein leichtes Zurechtfinden ermöglichen soll.

Organisations- und Beurteilungskriterien

Kriterium	ja	nein
Übersichtliche Lagepläne an wichtigen Punkten (z. B. Eingangshalle/Foyer)	☐	☐
Farblich abgrenzende und akzentuierte Gestaltung der Beschilderung, Wege, Flure usw.	☐	☐
Lotsendienst	☐	☐
Informationen an der Pforte (schriftlich/mündlich) in ausreichendem Maße gewährleistet	☐	☐
Patientenfibel mit Übersichtsplänen	☐	☐
Leicht zu überblickende räumliche Anordnung	☐	☐
Deutliche Abteilungs-, Stations- und Funktionsstellenbezeichnungen und Beschilderungen	☐	☐
Räumliche Anbindung/Nähe »verwandter« Fachabteilungen	☐	☐
Deutliche Kennzeichnung der Patientenzimmer, Funktions- und Nebenräume auf der Station	☐	☐
Anzahl der mit »Ja« beantworteten Kriterien:		

Merkmalsausprägungen

1. Leichte Orientierbarkeit:

Das Wegeleitsystem des Krankenhauses ist optimal gestaltet; es ermöglicht Patienten und Besuchern eine leichte Orientierung. Das Pflegepersonal ist daher kaum mit Rückfragen, Fehlläufern, Lotsendienst usw. konfrontiert.
(Es werden wenigstens 7 Kriterien erfüllt:) 071 ☐

2. Mittelmäßige Orientierbarkeit:

(Es werden 4 bis 6 Kriterien erfüllt:)　072 ☐

3. Schlechte Orientierbarkeit:

(Es werden weniger als 4 Kriterien erfüllt:) 073 ☐

Strukturvariable 08

Gestaltung der horizontalen und vertikalen Verkehrsverbindungen

Definition

Gestaltung der Verkehrsverbindungen horizontaler und vertikaler Art innerhalb der Pflegeeinheit sowie zwischen der Pflegeeinheit und den Funktionsstellen (unter dem Aspekt Wegezeiten für das Pflegepersonal). Eine funktionale Gestaltung impliziert einen reibungslosen Betriebsablauf und eine Beschränkung der erforderlichen Wegezeiten auf ein unabdingbares Maß.

Organisations- und Beurteilungskriterien

Kriterium	Ja	Nein
Horizontale Verkehrsverbindungen		
Zweckmäßige Grundrißgestaltung der Pflegeeinheit (Dienstzimmer und häufig frequentierte Funktionsräume liegen zentral zu den Patientenzimmern; kurze Wege)	☐	☐
Zweckmäßige Anordnung der Pflegeeinheiten und Funktionsstellen (kurze Wege)	☐	☐
Türen in den Gängen öffnen und schließen automatisch	☐	☐
Gut passierbare Wege (keine engen Durchlässe, keine Schrägen usw.)	☐	☐
Vertikale Verkehrsverbindungen		
Ausreichende Aufzugkapazitäten (keine bzw. kaum Wartezeiten)	☐	☐
Separate und ausreichende Aufzuganlagen für Patienten-, Besucher- und Gütertransporte	☐	☐
Baulich günstige Anordnung	☐	☐
Vorrangschaltung (mittels Schlüssel) bzw. Unterbrechungsmöglichkeit für dringende Transporte in Notfällen	☐	☐
Anzahl der mit »Ja« beantworteten Kriterien		

Merkmalsausprägungen

1. Hohe Funktionalität:
(Es werden wenigstens 7 Kriterien erfüllt:) 081 ☐

2. Mittlere Funktionalität:
(Es werden 4 bis 6 Kriterien erfüllt:) 082 ☐

3. Geringe Funktionalität:
(Es werden weniger als 4 Kriterien erfüllt:) 083 ☐

Besonderheiten
(z. B. Lage, Geschoß, Flurlänge)

Strukturvariable 09
Organisation des Reinigungsdienstes

Definition

Alle Reinigungsarbeiten im Stationsbereich, die nicht den unmittelbaren Patienten- und Arbeitsbereich betreffen.

Betriebszeiten

Merkmalsausprägungen:

Hoher Zentralisierungsgrad

Der Pflegeeinheit steht ein zentraler Reinigungsdienst (krankenhausintern oder -extern) zur Verfügung, der die tägliche Reinigung der Patientenzimmer sowie der Naßzellen und Funktionsräume vornimmt. Für die Organisation, Arbeitsunterweisung und Aufsicht ist im wesentlichen ein zentraler hauswirtschaftlicher Dienst zuständig. Für Reinigungsarbeiten außerhalb der offiziellen Betriebszeiten (s. o.) und für Sonderreinigungen steht nötigenfalls ein Extradienst zur Verfügung.   091 ☐

2. Mittlerer Zentralisierungsgrad:

Die im Zusammenhang mit dem Reinigungsdienst wahrzunehmenden Arbeiten (Organisation, Durchführung, Kontrolle) sind nur teilweise zentralisiert; das Pflegepersonal nimmt nötigenfalls entsprechende Aufgaben wahr (z. B. Aufsicht, Bestellwesen, eigenständige Durchführung von Reinigungsarbeiten innerhalb/außerhalb der offiziellen Betriebszeiten).   092 ☐

3. Geringer Zentralisierungsgrad:

Es steht kein zentraler Reinigungsdienst zur Verfügung; die im Zusammenhang mit dem Reinigungsdienst stehenden Aufgaben werden hauptsächlich vom Pflegepersonal wahrgenommen.   093 ☐

Strukturvariable 10
Funktionell angelegte Pflegeeinheiten

Definition:

Betriebsgerechte Gestaltung der Patientenzimmer und Pflegeräume.

Organisations- und Beurteilungskriterien

Kriterium	Ja	Nein
O Bettenanzahl		
Stationsgröße zwischen 20 bis 28 Betten	☐	☐
O Patientenzimmer		
Maximal 3 bis 4 Betten je Zimmer	☐	☐
Ein- und Zweibettzimmer für Schwerkranke	☐	☐
Ausreichender Bewegungsfreiraum (Patiententransport ohne Schwierigkeiten möglich)	☐	☐
Falls keine Naßzelle vorhanden, ausreichender Bewegungsspielraum zwischen Bett und Waschgelegenheit und Gewährleistung der Intimsphäre (Vorhang)	☐	☐
Genügend Patientenschränke (Anzahl und Größe)	☐	☐
Schrank für Pflegeutensilien	☐	☐
Ausreichend Platz für zusätzliche Pflegehilfsmittel (z. B. Gehwagen, Nachtstuhl, Patientenlifter)	☐	☐
O Funktionsräume		
▷ **Dienstzimmer/Stützpunkt**		
Zentrale Anordnung	☐	☐
Ausreichend Raum für ungestörte Kommunikation	☐	☐
Ein guter Überblick über die Station wird gewährleistet	☐	☐
Funktionell angeordnete und ausreichende Arbeitsflächen	☐	☐
Ausreichend Stauraum	☐	☐
Anzahl der mit »Ja« beantworteten Kriterien — Zwischensumme:		

Kriterium	Ja	Nein
▷ **Stationsbad**		
Mindestausstattung: freistehende Badewanne, Dusche, WC und Liege; Dusche muß für Rollstuhlfahrer benutzbar sein.	☐	☐
Rufanlagen in ausreichender Anzahl und leicht greifbar/handhabbar	☐	☐
Ausreichende Bewegungsfläche (Patiententransport mit Bett möglich)	☐	☐
▷ **Duschen**		
mit und ohne Duschtassen	☐	☐
Sitzgelegenheit vorhanden	☐	☐
Haltegriffe vorhanden	☐	☐
Rufanlagen in ausreichender Anzahl und leicht greifbar/handhabbar vorhanden	☐	☐
▷ **Toiletten**		
Separate Toiletten für Patienten, Besucher und auf der Pflegeeinheit vorhanden	☐	☐
Ausreichende Anzahl	☐	☐
Behindertentoiletten oder behindertengerechte Ausstattung der vorhandenen Toiletten	☐	☐
Haltegriffe	☐	☐
Rufanlage	☐	☐
Installation von Handwaschbecken mit Flüssigseife, Desinfektionsmittel- und Einmalhandtuchspender	☐	☐
Ausreichende Bewegungsfreiheit für Sitzwagen und zwei Pflegepersonen zur Gewährleistung einer Hilfestellung	☐	☐
▷ **Arztdienstzimmer**		
je Arzt ein Raum	☐	☐
▷ **Untersuchungszimmer**		
Stationsuntersuchungszimmer in Anknüpfung zu Arzt- und Pflegedienstzimmer	☐	☐
Spezielle Untersuchungszimmer (z. B. für Konsile und besondere Untersuchungen für sämtliche Patienten des Krankenhauses) in Stationsnähe	☐	☐
Anzahl der mit »Ja« beantworteten Kriterien — Zwischensumme:		

Kriterium	Ja	Nein
○ **Sonstige Räumlichkeiten auf Stationsebene**		
Aufenthaltsräume in genügender Anzahl für Personal und Patienten (evtl. Aufteilung in Raucher und Nichtraucher)	☐	☐
Umkleideräume und Personalschränke in ausreichender Anzahl vorhanden	☐	☐
Pflegearbeitsräume ausreichend vorhanden und funktionell eingerichtet/ günstig gelegen	☐	☐
Flure so breit angelegt, daß zwei Betten ohne Kollisionsgefahr aneinander vorbeigefahren werden können	☐	☐
Zwischensumme S. 67 + 68 (Übertrag)		
Anzahl der mit »Ja« beantworteten Kriterien: (Addition der Zwischensummen S. 67 und S. 68)		

Merkmalsausprägungen

1. Hoher Funktionalitätsgrad:

Die Pflegeeinheit ist insgesamt so gestaltet, daß ein reibungsloser Betriebsablauf gewährleistet ist.

(Es werden wenigstens 30 von 34 Kriterien erfüllt:)　　101 ☐

2. Mittlerer Funktionalitätsgrad:

Die Pflegeeinheit ist nicht in allen wichtigen Punkten funktionell gestaltet; ein reibungsloser Betriebsablauf wird dadurch gestört.

(Es werden wenigstens 20 bis 29 Kriterien erfüllt:)　　102 ☐

3. Geringer Funktionalitätsgrad:

Die Pflegeeinheit ist in vielen Punkten nicht funktional gestaltet; es kommt daher zu beträchtlichen Erschwernissen im Betriebsablauf.

(Es werden weniger als 20 Kriterien erfüllt:)　　103 ☐

Strukturvariable 11
Innerbetriebliche Kommunikationssysteme

Definition

Art und Umfang der Erfassung, Aufbereitung und Weitergabe von Patienten- und Wirtschaftsdaten beeinflussen wesentlich die Leistungsfähigkeit der verschiedenen Betriebsstellen. Unzureichend organisierte Kommunikationssysteme führen zwangsläufig zu Störungen und Mängeln im Betriebsablauf.

Organisations- und Beurteilungskriterien

Beispiele	vorhanden	teilweise vorhanden	nicht vorhanden
EDV-Anlage (Terminal/Bildschirm) zum Abruf von Patienten- und Leistungsdaten (z. B. administrative Patientenaufnahme/Labor) sowie zum Bestellwesen (Apotheke, med. Bedarfsartikel)	☐	☐	☐
Patientenrufanlage (zentral/dezentral, spezieller Herzalarm)	☐	☐	☐
Patiententelefone (für jeden Patienten bei Bedarf)	☐	☐	☐
Diensttelefone in allen Funktionsräumen	☐	☐	☐
»Piepser« und/oder Gegensprechanlagen	☐	☐	☐
Rohrpostanlagen (zur Beförderung von Leistungsanforderungsscheinen/Befundübermittlung)	☐	☐	☐

Merkmalsausprägungen

1. Hohe Funktionalität:

Das innerbetriebliche Kommunikationssystem ist funktional organisiert. Entsprechende Kommunikationssysteme und -technologien sind *vorhanden*.   111 ☐

2. Mittlere Funktionalität:

Das innerbetriebliche Kommunikationssystem ist nur teilweise funktional organisiert. Das Sammeln, Aufbereiten, Transferieren und Verarbeiten der Daten erfolgt nicht störungsfrei. Entsprechende Kommunikationssysteme und -technologien sind nur *teilweise* vorhanden.   112 ☐

3. Geringe Funktionalität:

Das innerbetriebliche Kommunikationssystem ist mit erheblichen Mängeln behaftet. Moderne Kommunikationssysteme und -technologien kommen kaum mehr zum Einsatz bzw. sind *nicht vorhanden*.   113 ☐

Strukturvariable 12
Organisation des Schreibdienstes

Definition

Organisation der Erledigung von Schreibarbeiten (nur) im Hinblick auf den Pflegedienst (z. B. Visitenausarbeitung, Leistungs- und Materialanforderungen, Kurveneintragungen, Beschäftiungsnachweise, Statistiken). Das Pflegepersonal wird von den entsprechenden administrativen Arbeiten entlastet (z. B. durch Textverarbeitung, EDV-Einsatz, Stationsassistent/in bzw. -sekretärin).

Merkmalsausprägungen

1. Hoher Zentralisierungsgrad:

Den Pflegeeinheiten stehen ein Schreibdienst oder entsprechende Technologien zur Verfügung, die für den Pflegedienst anfallende Schreibarbeiten möglichst eigenständig erledigen. Verbleibende administrative Tätigkeiten sind durch eine zweckmäßige Organisation auf das Wesentliche beschränkt.   121 ☐

2. Mittlerer Zentralisierungsgrad:

Die für die Pflegeeinheiten anfallenden Schreibarbeiten werden teilweise von einem Schreibdienst/unter Verwendung entsprechender Technologien erledigt; dem Pflegedienst verbleiben jedoch noch in größerem Umfang administrative Tätigkeiten.   122 ☐

3. Geringer Zentralisierungsgrad:

Der Pflegedienst führt nahezu sämtliche Schreibarbeiten selbst durch.   123 ☐

Strukturvariable 13
Organisation der Pflegedokumentation

Definition

Die Pflegedokumentation umfaßt alle schriftlichen Aufzeichnungen des Pflegepersonals, die den Inhalt, die Qualität und die Erfüllung pflegerischer Aufgaben widerspiegeln. Die Pflegedokumentation dient zur Erleichterung des Informationsflusses, dem Nachweis pflegerischer Leistungen, zur Vereinfachung der Verlaufskontrolle, zur Rationalisierung von Schreibarbeiten und zur Sicherheit für Patienten und Personal.

Merkmalsausprägungen

1. Hohe Funktionalität:

Die Pflegedokumentation enthält von allen Patienten die erforderlichen pflegerelevanten Daten (Pflegeanamnese, Pflegeplan, Pflegebericht).

Es geschieht eine Zusammenführung der ärztlichen und pflegerischen Dokumentation, d. h. die Ärzte übernehmen die Eintragungen ihrer Verordnungen und zeichnen sie ab. Das Dokumentationssystem ist konzeptionell so aufgebaut, daß Mehrfacheintragungen vermieden werden.   131 ☐

2. Mittlere Funktionalität:

Die Pflegedokumentation enthält an pflegerelevanten Daten die Pflegeanamnese und den Pflegebericht. Die Ärzte übernehmen sporadisch die Eintragungen ihrer Verordnungen. Ungefähr die Hälfte aller sonst erforderlichen Mehrfacheintragungen werden durch die Systemkonzeption vermieden.   132 ☐

3. Geringe Funktionalität:

In der Pflegedokumentation werden pflegerische Leistungen nur ungenügend berücksichtigt (z. B. keine regelmäßige Beschreibung von Reaktionen auf die Therapie, kein Heilungsverlauf). Der Pflegedienst übernimmt grundsätzlich das Eintragen der ärztlichen Verordnungen.   133 ☐

Es existiert *kein* Pflegedokumentationssystem. Mehrfacheintragungen (auf Kurve, Bücher, Hefte, Pläne, Zettel) sind üblich.   133 ☐

Strukturvariable 14

Organisation der Leistungsanforderung

Definition

Anforderung (Vorbereitung, Übermittlung und Abstimmung) von medizinisch-technischen und anderen diagnostischen/therapeutischen Leistungen, die aufgrund ärztlicher Anordnung oder pflegeautonomer Feststellung erforderlich sind und von einer speziellen Leistungsstelle verrichtet werden müssen.

Organisations- und Beurteilungskriterien

Kriterium	Handhabung		
	ja	teil-weise	nein
Es sind genormte Leistungsanforderungsscheine mit standardisierten Vorgaben im Umlauf (geringer Schreibaufwand).	☐	☐	☐
Die Leistungsanforderungsscheine sind sachlich klar konzipiert und unmißverständlich abgefaßt.	☐	☐	☐
Die Belege sind haftungsrechtlich zulässig und kommen mit dem Datenschutz nicht in Konflikt.	☐	☐	☐
Der Stationsarzt füllt die erforderlichen Angaben (Diagnose, Fragestellung) aus und versieht die Leistungsanforderung mit seiner Unterschrift.	☐	☐	☐
Die Terminabsprache mit den entsprechenden Leistungsstellen wird reibungslos gewährleistet (keine Rückfragen, Fehlläufer und zusätzliche Wegezeiten).	☐	☐	☐
Der Umfang der Anforderungen beschränkt sich auf ein notwendiges Muß; die Abfolge der einzelnen Anforderungen ist logisch ablaufbezogen.	☐	☐	☐
Der Leistungsvollzug/das Ergebnis wird der Pflegeeinheit unverzüglich/baldmöglichst zur Kenntnis bebracht.	☐	☐	☐
Anzahl der mit »Ja« beantworteten Kriterien:			

Merkmalsausprägungen

1. Hohe Funktionalität:

Das Leistungsanforderungsverfahren ist zweckmäßig organisiert. Das standardisierte Verfahren ist eindeutig und gewährleistet eine rasche und reibungslose Abwicklung angeforderter Leistungen.

(Es werden 7 Kriterien mit »Ja« beantwortet:) 141 ☐

2. Mittlere Funktionalität:

Das Leistungsanforderungsverfahren ist nur teilweise zweckmäßig organisiert; Organisationsmängel führen zu zusätzlichen Belastungen beim Pflegepersonal.

(Es werden 5 oder 6 Kriterien mit »Ja« beantwortet:) 142 ☐

3. Geringe Funktionalität:

Das Leistungsanforderungsverfahren ist nicht zweckmäßig organisiert; es bringt eine hohe zusätzliche Arbeitsbelastung des Pflegepersonals mit sich. 143 ☐

Strukturvariable 15
Organisation der Patientenkommunikation

Definition

Art und Umfang der den Patienten zur Verfügung stehenden Kommunikations- und Informationsmöglichkeiten, die den Krankenhausaufenthalt erleichtern und einen nötigenfalls zusätzlichen Betreuungsbedarf durch das Pflegepersonal neutralisieren können.

Organisations- und Beurteilungskriterien

Kommunikations- und Informationsmöglichkeiten	vorhanden		
	ja	teil-weise	nein
Patienten- und betriebsgerechte Besuchszeitenregelungen	☐	☐	☐
Patiententelefone im Krankenzimmer (für jedes Krankenbett anschließbar)	☐	☐	☐
Fernseh- und Radiogeräte im Krankenzimmer (anschließbar und individuell nutzbar)	☐	☐	☐
Patienten- und Besucheraufenthaltsräume auf Stationsebene	☐	☐	☐
Einkaufsmöglichkeiten im Krankenhaus (z. B. Kiosk)	☐	☐	☐
Patientencafeteria	☐	☐	☐
Patientenbibliothek	☐	☐	☐
Patientenfibel/-broschüre	☐	☐	☐
Besuchsdienst (Kirchengemeinde, »Grüne Damen«)	☐	☐	☐
Patientenfürsprecher	☐	☐	☐
Sonstige Unterhaltungs- und Informationsangebote (z. B. Krankenhausfunk, hausinterne Zeitschriften, Ausstellungen)	☐	☐	☐
Anzahl der mit »Ja« beantworteten Kriterien:			

Merkmalsausprägungen

1. Hohe Funktionalität:

Das Krankenhaus bzw. die Pflegeeinheit verfügt insgesamt über optimale Kommunikations- und Informationsmöglichkeiten.
(Wenigstens 9 Kriterien werden mit »Ja« beantwortet:)   151 ☐

2. Mittlere Funktionalität:

Das Krankenhaus bzw. die Pflegeeinheit verfügt insgesamt über ausreichende Kommunikations- und Informationsmöglichkeiten.
(Wenigstens 5 bis 8 Kriterien werden mit »Ja« beantwortet:)   152 ☐

3. Geringe Funktionalität:

Das Krankenhaus bzw. die Pflegeeinheit verfügt insgesamt über unzureichende Kommunikations- und Informationsmöglichkeiten.
(Weniger als 5 Kriterien werden mit »Ja« beantwortet:)   153 ☐

Strukturvariable 16
Organisation des Sozialdienstes

Definition

Beratung und Erledigung sozialer Probleme und organisatorischer Fragestellungen (z. B. Vermittlung von Heimplätzen, haushaltsbezogene Hilfen), die den Patienten während seines Krankenhausaufenthaltes bzw. durch seine bevorstehende Entlassung direkt betreffen.

Betriebszeiten

Merkmalsausprägungen

1. Hohe Funktionalität:

Der Pflegeeinheit steht ein hauptamtlicher Sozialdienst (krankenhausintern/-extern) zur Verfügung, der die erforderlichen Betreuungsaufgaben in vollem Umfang übernimmt. 161 ☐

2. Mittlere Funktionalität:

Der Pflegeeinheit steht ein Sozialdienst in beschränktem Umfang (z. B. eingeschränktes Leistungsangebot, spezielle Sprechstundenregelung) zur Verfügung; das Pflegepersonal muß daher Betreuungs-, Vermittlungs- und Beratungsaufgaben teilweise selbst übernehmen. 162 ☐

3. Geringe Funktionalität:

Der Pflegeeinheit steht kein Sozialdienst zur Verfügung; alle erforderlichen Aufgaben sind (fast) ausnahmslos vom Pflegepersonal wahrzunehmen. 163 ☐

Strukturvariable 17
Beteiligung an der Aus-, Fort- und Weiterbildung

Definition

Für bestimmte Berufe im Gesundheitswesen werden vom Pflegepersonal erforderliche Aufgaben in der Aus-, Fort- und Weiterbildung auf der Pflegeeinheit wahrgenommen (Ausnahme: Auszubildende in der Krankenpflege/Krankenpflegehilfe), die zu einer qualitativen und quantitativen Belastung des Pflegedienstes führen können.

Organisations- und Beurteilungskriterien

Eine Beteiligung von Pflegepersonen an der Aus-, Fort- und Weiterbildung wird wahrgenommen bei folgenden Berufsgruppen:

☐ Altenpfleger/innen   ☐ Rettungssanitäter
☐ Hebammen   ☐ Schulpraktikum
☐ Krankengymnasten   ☐ Studenten
☐ MTA/MTR   ☐ Sonstige

Durchschnittlicher Zeitaufwand je Woche (für alle an den entsprechenden Aufgaben beteiligten Pflegepersonen):

☐ bis zu einer Stunde
☐ bis zu zwei Stunden
☐ mehr als zwei Stunden

Merkmalsausprägungen

1. Geringe Beteiligung:

Die Aus-, Fort- und Weiterbildung nichtkrankenpflegerischer Berufe erfordert bis zu einer Stunde je Woche als zusätzlichen Zeitaufwand. 171 ☐

2. Mittlere Beteiligung:

Die Beteiligung an der Aus-, Fort- und Weiterbildung nichtkrankenpflegerischer Berufe beträgt bis zu zwei Stunden je Woche. 172 ☐

3. Beträchtliche Beteiligung

Die Beteiligung an der Aus-, Fort- und Weiterbildung nichtkrankenpflegerischer Berufe beträgt mehr als zwei Stunden je Woche. 173 ☐

Strukturvariable 18
Organisation der ambulanten Versorgung

Definition

Das Pflegepersonal nimmt auf der Pflegeeinheit an der Erfüllung ambulanter Leistungen teil (z. B. Notfallbehandlungen als einmalige nichtstationäre Leistungen, D-Arzt-Verfahren).

Organisations- und Beurteilungskriterien

Leistungsumfang	nie	teil-weise	regel-mäßig
Administrative Tätigkeiten (Ambulanzkarte, Leistungsanforderungs- und Überweisungsscheine)	☐	☐	☐
Blutabnahmen	☐	☐	☐
EKG-Schreibung	☐	☐	☐
Überprüfung von Vitalfunktionen (Puls, Blutdruck, Atmung, Temperatur)	☐	☐	☐
Mitwirkung beim Verbandswechsel und Fädenziehen	☐	☐	☐
Vorbereitung und Nachsorge für Patienten mit endoskopischen oder radiologischen Untersuchungen/operativen Eingriffen	☐	☐	☐

Merkmalsausprägungen

1. Geringe Inanspruchnahme:

Die ambulante Versorgung ist im Krankenhaus zentral organisiert. Das Pflegepersonal der Station wird nicht in Anspruch genommen. 181 ☐

2. Mäßige Inanspruchnahme:

Die ambulante Versorgung findet nicht nur in der Ambulanz statt, sondern teilweise auch auf der Station. 182 ☐

3. Hohe Inanspruchnahme:

Die ambulante Versorgung findet überwiegend auf der Station statt; für die zu erbringenden Leistungen wird das Pflegepersonal voll in Anspruch genommen. 183 ☐

Strukturvariable 19
Regelungen für Besucher und Angehörige

Definition

Faktoren, die den Aufenthalt und die Aufgabenstellung für Besucher und Angehörige und damit automatisch für das Pflegepersonal erleichtern oder erschweren.

Organisations- und Beurteilungskriterien

Angebote und Regelungen	vorhanden ja	teil-weise	nein
Offizielle Arztsprechstunden für Angehörige	☐	☐	☐
Patienten- und Besuchercafeteria	☐	☐	☐
Patientenzimmer halten ausreichend Sitzgelegenheiten für Besucher vor	☐	☐	☐
Auf der Pflegeeinheit sind Aufenthaltsräume bzw. Kommunikationszonen für Besucher und Patienten vorhanden	☐	☐	☐
Informationsblätter/-broschüren für Besucher (z. B. Besuchszeiten, Mitbringen von Blumen und Eßwaren, Alkohol- und Nikotingenuß)	☐	☐	☐
Gutes Wegeleitsystem ermöglicht leichtes Auffinden der Pflegeeinheiten, Patientenzimmer und diverse Betriebsstellen	☐	☐	☐
Einkaufsmöglichkeiten im Krankenhaus vorhanden	☐	☐	☐
Besuchszeitenregelung trägt sowohl den Erfordernissen eines reibungslosen Stationsablaufs als auch dem Bedürfnis der Besucher und Patienten nach ungestörter Kommunikation Rechnung	☐	☐	☐
Besucher können sich mit Blumenvasen selbst bedienen	☐	☐	☐
Das Pflegepersonal steht während der Besuchszeiten den Patienten und ihren Angehörigen (möglichst) uneingeschränkt zur Verfügung	☐	☐	☐
Anzahl der mit »Ja« beantworteten Kriterien:			

Merkmalsausprägungen

1. Hohe Ausprägung:

Die Regelungen für Patienten und Besucher sind unter dem Aspekt eines reibungslosen Stationsablaufs insgesamt als günstig zu bewerten.

(Wenigstens 8 Kriterien werden mit »Ja« beantwortet:)   191 ☐

2. Mäßige Ausprägung:

Die Regelungen für Patienten und Besucher wirken sich teilweise erschwerend auf die Arbeit des Pflegepersonals aus.

(Es werden 5 bis 7 Kriterien mit »Ja« beantwortet:)   192 ☐

3. Geringe Ausprägung:

Die Regelungen für Patienten und Besucher wirken sich insgesamt erschwerend auf die Arbeit des Pflegepersonals aus.

(Es werden weniger als 5 Kriterien mit »Ja« beantwortet:)   193 ☐

Strukturvariable 20
Organisation der Güter- und Sachmittelanforderungen

Definition

Planung, Bestellung und bestandsmäßige Abwicklung der für die Pflege, Diagnostik und Therapie der Patienten notwendigen Hilfsmittel (Arzneimittel, Verbands- und Pflegematerial, Büroutensilien usw.)

Organisations- und Beurteilungskriterien

Kriterium	ja	teil-weise	nein
Geringe Anzahl von Stellen, bei denen ein Bedarf anzufordern ist (nicht mehr als drei)	☐	☐	☐
Klares, einfaches und zweckmäßiges Bestellverfahren	☐	☐	☐
Bedarfsgerechte und zweckmäßige Lagerung	☐	☐	☐
Regelmäßige Bestelltermine und Belieferung	☐	☐	☐
Einsatz von Versorgungsassistenten o. ä. zur Bedarfsprüfung, Bestellen und Auffüllen der erforderlichen Artikel	☐	☐	☐
Auswertung der Anforderungen per EDV	☐	☐	☐
Anzahl der mit »Ja« beantworteten Kriterien:			

Merkmalsausprägungen

1. Zweckmäßige Organisation:

System und Verfahren der Güter- und Sachmittelanforderungen sind zweckmäßig organisiert.

(Es werden wenigstens 5 Kriterien mit »Ja« beantwortet:)   201 ☐

2. Teilweise zweckmäßige Organisation:

Die Organisation der Güter- und Sachmittelanforderungen ist nicht in allen Punkten zweckmäßig organisiert; das Pflegepersonal wird arbeitsmäßig zusätzlich beansprucht.

(Es werden 3 bis 4 Kriterien mit »Ja« beantwortet:)   202 ☐

3. Unzweckmäßige Organisation:

System und Verfahren der Anforderung von Güter- und Sachmittelanforderungen ist insgesamt nicht zweckmäßig organisiert. Die dadurch entstandene zusätzliche Arbeitsbeanspruchung des Pflegedienstes ist als hoch einzustufen.

(Es werden weniger als 3 Kriterien mit »Ja« beantwortet:) 203 ☐

Strukturvariable 21
Qualifikation des Pflegepersonals

Definition

Qualifikationsstruktur des »Stationsteams« nach formaler Qualifikation (lt. Stationsübersicht im Erhebungszeitraum).

Merkmalsausprägungen

1. Gute Qualifikationsstruktur:

Der Einsatz examinierter Krankenschwestern/-pfleger beträgt im Erhebungszeitraum mehr als drei Viertel innerhalb der Ist-Arbeitszeit. Falls Pflegehelfer/innen eingesetzt werden, weisen sie eine wenigstens einjährige Ausbildung mit Staatsexamen vor. Krankenpflegehelfer/innen übernehmen keine selbständigen Aufgaben in der Behandlungspflege, führen keine eigenständigen Übergabegespräche durch und werden nicht als allein verantwortliche Nachtwachen eingesetzt. 211 ☐

2. Mäßige Qualifikationsstruktur:

Der Einsatz examinierter Krankenschwestern/-pfleger beträgt im Erhebungszeitraum zwischen 50 bis 75 Prozent innerhalb der Ist-Arbeitszeit. Krankenpflegerhelfer/innen übernehmen teilweise selbständige Aufgaben in der Behandlungspflege, führen ab und zu eigenständige Übergabegespräche (Schichtwechsel) durch und werden nötigenfalls als allein verantwortliche Nachtwachen eingesetzt. 212 ☐

3. Geringe Qualifikationsstruktur:

Der Einsatz examinierter Krankenschwestern/-pfleger beträgt im Erhebungszeitraum weniger als die Hälfte aller Mitarbeiter innerhalb der Ist-Arbeitszeit. Krankenpfleger/innen übernehmen selbständige Aufgaben in der Behandlungspflege, führen eigenständige Übergabegespräche zum Schichtwechsel durch und werden als allein verantwortliche Nachtwachen regelmäßig eingesetzt. 213 ☐

Gegenüberstellung der Strukturvariablen:

Zutreffendes bitte ankreuzen (×)

01		011		012		013	
02		021		022		023	
03		031		032		033	
04		041		042		043	
05		051		052		053	
06		061		062		063	
07		071		072		073	
08		081		082		083	
09		091		092		093	
10		101		102		103	
11		111		112		113	

12		121		122		123	
13		131		132		133	
14		141		142		143	
15		151		152		153	
16		161		162		163	
17		171		172		173	
18		181		182		183	
19		191		192		193	
20		201		202		203	
21		211		212		213	
Gesamt		—		—		—	

KIOL71S 80001398 MC   P F L E G E S T U F E N   JE FACHABTEILUNG UND STATION   01.02.93 - 28.02.93   SEITE: 4
ST. JOSEPH-HOSPITAL LAAR   DUISBURG 12   ERSTELLDATUM : 03.03.93 04.28 UHR

FACHABTEILUNG: PR

STATION	PAT-TAGE	AUFNAH.	A1S1	A1S2	A1S3	A2S1	A2S2	A2S3	A3S1	A3S2	A3S3	SUMMEN	ANZAHL PERSON.
			M	I	N	U	T	E	N	- W	E R T E		
ST1	742 22260	60 4200	493 65,82% 25636	121 16,15% 7502	19 2,54% 1672	13 1,74% 1274	90 12,02% 9720	1 0,13% 134	4 0,53% 716	8 1,07% 1512		74626	9,8
Stundenfaelle	15	1 70					1 100,00% 54					139	0,0
ST2	672 20160	49 3430	387 56,41% 20124	106 15,45% 6572	12 1,75% 1056	14 2,04% 1372	91 13,27% 9828	27 3,94% 3618	29 4,23% 5191	16 2,33% 3024	4 0,58% 860	75235	9,9
ST7	63 1890	9 630	49 77,78% 2548	6 9,52% 372		3 4,76% 294	5 7,94% 540					6274	0,8
Jugendliche	7 231	1 45	6 85,71% 324				1 14,29% 165					765	0,1
ST8	197 5910	22 1540	144 72,00% 7488	42 21,00% 2604		3 1,50% 294	11 5,50% 1188					19024	2,5
ST9	1	1 70										70	0,0
SUM FA	1674 50220	141 9870	1073 63,19% 55796	275 16,20% 17050	31 1,83% 2728	33 1,94% 3234	197 11,60% 21276	28 1,65% 3752	33 1,94% 5907	24 1,41% 4536	4 0,24% 860	175229	23,1
Std-Fall	1 15	1 70	1 25,00% 26				2 100,00% 108					139	0,0
Jugendliche	7 231	1 45	6 85,71% 324				1 14,29% 165					765	0,1
GESAMT	5800 174000	493 34510	3509 60,43% 182468	505 8,70% 31310	46 0,79% 4048	568 9,78% 55664	533 9,18% 57564	43 0,74% 5762	366 6,30% 65514	218 3,75% 41202	19 0,33% 4085	656127	86,5
Std-Fall	6 90	6 420	1 25,00% 26				2 50,00% 108			1 25,00% 95		739	0,1
Kinder	37 1221	3 135	6 16,22% 708	16 43,24% 2672	9 24,32% 2187	4 10,81% 612	2 5,41% 404					7939	1,0
Std-Fall Kind	7 119	7 315		5 83,33% 420			1 16,67% 101					955	0,1
Jugendliche	132	29	83 64,34%	14 10,85%		16 12,40%	15 11,63%			1 0,78%			

KIOL71S 80001398 MC   P F L E G E S T U F E N   J E   S T A T I O N   01.02.93 - 28.02.93   SEITE: 2
ST. JOSEPH-HOSPITAL LAAR   ERSTELLDATUM : 03.03.93   04.28 UHR
DUISBURG 12

M I N U T E N - W E R T E

STATION	PAT-TAGE	AUFNAH.	A1S1	A1S2	A1S3	A2S1	A2S2	A2S3	A3S1	A3S2	A3S3	SUMMEN	ANZAHL PERSON.
ST8	826 24780	58 4060	435 52,10% 22620	78 9,34% 4836		123 14,73% 12054	50 5,99% 5400		76 9,10% 13604	73 8,74% 13797		101151	13,3
ST9	14											980	0,1
												980	
GESAMT	5800 174000	493 34510	3509 60,43% 182468	505 8,70% 31310	46 0,79% 4048	568 9,78% 55664	533 9,18% 57564	43 0,74% 5762	366 6,30% 65514	218 3,75% 41202	19 0,33% 4085	656127	86,5
Std-Fall	6 90	6 420	1 25,00% 26				2 50,00% 108			1 25,00% 95		739	0,1
Kinder	37 1221	3 135	6 16,22% 708	16 43,24% 2672	9 24,32% 2187	4 10,81% 612	2 5,41% 404					7939	1,0
Std-Fall Kind	7 119	7 315		5 83,33% 420			1 16,67% 101					955	0,1
Jugendliche	132 4356	29 1305	83 64,34% 4482	14 10,85% 1442		16 12,40% 1856	15 11,63% 2475			1 0,78% 237		16153	2,1
Std-Fall Jug.	2	2					1 100,00% 83					207	0,0

Gesunde Neugeborene Anz: 34   Anz-Tage: 90

Für die Auswertung sind folgende Zeiten zugrunde gelegt:
      Arbeitzeit pro Jahr   : 116415   Minuten.
      Ausfallzeit pro Jahr   : 17462   Minuten.
   --> Berechn.-Zeit pro Jahr   : 98953   Minuten.
   --> Arbeitszeit pro Tag   :   271   Minuten.

KIOL71S 80001398 MC   P F L E G E S T U F E N   J E   F A C H A B T E I L U N G   U N D   S T A T I O N   01.02.93 - 28.02.93   SEITE: 1
ST. JOSEPH-HOSPITAL LAAR   DUISBURG 12   ERSTELLDATUM : 03.03.93   04.28 UHR

FACHABTEILUNG: CH

MINUTEN - WERTE

STATION	PAT-TAGE	AUFNAH.	A1S1	A1S2	A1S3	A2S1	A2S2	A2S3	A3S1	A3S2	A3S3	SUMMEN	ANZAHL IPERSON.
ST3	767 / 23010	79 / 5530	472 / 63,10% / 24544	108 / 14,44% / 6696	10 / 1,34% / 880	51 / 6,82% / 4998	73 / 9,76% / 7884		11 / 1,47% / 1969	8 / 1,07% / 1512	15 / 2,01% / 3225	80248	10,6
Stundenfaelle	1 / 15	1 / 70					100,00% / 54					139	0,0
ST4	874 / 26220	87 / 6090	425 / 48,96% / 22100	24 / 2,76% / 1488	5 / 0,58% / 440	221 / 25,46% / 21658	152 / 17,51% / 16416	15 / 1,73% / 2010	23 / 2,65% / 4117	3 / 0,35% / 567		101106	13,3
ST7	29 / 870	6 / 420	25 / 96,15% / 1300	1 / 3,85% / 62								2652	0,3
Kinder	25 / 825			16 / 64,00% / 2672	9 / 36,00% / 2187							5684	0,7
Std-Fall Kind	1 / 17	1 / 45		1 / 100,00% / 84								146	0,0
Jugendliche	31 / 1023	12 / 540	13 / 44,83% / 702	13 / 44,83% / 1339		2 / 6,90% / 232	1 / 3,45% / 165					4001	0,5
Std-Fall Jug.	1 / 17	1 / 45					1 / 100,00% / 83					145	0,0
ST9		3 / 210										210	0,0
SUM FA	1670 / 50100	175 / 12250	922 / 56,15% / 47944	133 / 8,10% / 8246	15 / 0,91% / 1320	272 / 16,57% / 26656	225 / 13,70% / 24300	15 / 0,91% / 2010	34 / 2,07% / 6086	11 / 0,67% / 2079	15 / 0,91% / 3225	184216	24,3
Std-Fall	1 / 15	1 / 70					100,00% / 54					139	0,0
Kinder	25 / 825			16 / 64,00% / 2672	9 / 36,00% / 2187							5684	0,7
Std-Fall Kind	1 / 17	1 / 45		1 / 100,00% / 84								146	0,0
Jugendliche	31 / 1023	12 / 540	13 / 44,83% / 702	13 / 44,83% / 1339		2 / 6,90% / 232	1 / 3,45% / 165					4001	0,5
Std-Fall Jug.	1 / 17	1 / 45					1 / 100,00% / 83					145	0,0

KIOL71S 80001398 MC   P F L E G E S T U F E N   JE FACHABTEILUNG UND STATION   01.02.93 - 28.02.93   SEITE: 2
ST. JOSEPH-HOSPITAL LAAR   DUISBURG 12   ERSTELLDATUM : 03.03.93   04.28 UHR

FACHABTEILUNG: HO

Spaltengruppe A1S1 – A3S3: M I N U T E N - W E R T E

STATION	PAT-TAGE	AUFNAH.	A1S1	A1S2	A1S3	A2S1	A2S2	A2S3	A3S1	A3S2	A3S3	SUMMEN	ANZAHL PERSON.
ST7	141 / 4230	22 / 1540	119 / 84,40% / 6188	1 / 0,71% / 62		1 / 0,71% / 98	20 / 14,18% / 2160					14278	1,9
Stundenfaelle	2 / 30	2 / 140	1 / 100,00% / 26									196	0,0
Kinder	12 / 396	3 / 135	6 / 50,00% / 708			4 / 33,33% / 612	2 / 16,67% / 404					2255	0,3
Std-Fall Kind	6 / 102	6 / 270		4 / 80,00% / 336			1 / 20,00% / 101					809	0,1
Jugendliche	92 / 3036	15 / 675	63 / 68,48% / 3402	1 / 1,09% / 103		14 / 15,22% / 1624	13 / 14,13% / 2145			1 / 1,09% / 237		11222	1,5
Std-Fall Jug.	1 / 17	1 / 45										62	0,0
SUM FA	141 / 4230	22 / 1540	119 / 84,40% / 6188	1 / 0,71% / 62		1 / 0,71% / 98	20 / 14,18% / 2160					14278	1,9
Std-Fall	2 / 30	2 / 140	1 / 100,00% / 26									196	0,0
Kinder	12 / 396	3 / 135	6 / 50,00% / 708			4 / 33,33% / 612	2 / 16,67% / 404					2255	0,3
Std-Fall Kind	6 / 102	6 / 270		4 / 80,00% / 336			1 / 20,00% / 101					809	0,1
Jugendliche	92 / 3036	15 / 675	63 / 68,48% / 3402	1 / 1,09% / 103		14 / 15,22% / 1624	13 / 14,13% / 2145			1 / 1,09% / 237		11222	1,5
Std-Fall Jug.	1 / 17	1 / 45										62	0,0

```
KIOL71S 80001398 MC    PFLEGESTUFEN        JE FACHABTEILUNG UND STATION      01.02.93 -28.02.93      SEITE: 3
ST. JOSEPH-HOSPITAL LAAR      DUISBURG 12                                    ERSTELLDATUM : 03.03.93   04.28 UHR

FACHABTEILUNG: IM
```

STATION	PAT-TAGE	AUFNAH.	A1S1	A1S2	A1S3	A2S1	A2S2	A2S3	A3S1	A3S2	A3S3	SUMMEN	ANZAHL IPERSON.
					MINUTEN-	WERTE							
ST5	784 23520	57 3990	470 59,64% 24440	11 1,40% 682		103 13,07% 10094	27 3,43% 2916		119 15,10% 21301	58 7,36% 10962		97905	12,9
Stundenfaelle	2 30	2 140								1 100,00% 95		265	0,0
ST6	866 25980	50 3500	607 70,01% 31564	49 5,65% 3038		30 3,46% 2940	25 2,88% 2700		104 12,00% 18616	52 6,00% 9828		98166	12,9
ST7	36 1080	2 140	27 75,00% 1404			9 25,00% 882						3506	0,5
Jugendliche	2 66	1 45	1 100,00% 54									165	0,0
ST8	629 18870	36 2520	291 45,83% 15132	36 5,67% 2232		120 18,90% 11760	39 6,14% 4212		76 11,97% 13604	73 11,50% 13797		82127	10,8
ST9		10 700	700									700	0,1
SUM FA	2315 69450	155 10850	1395 59,97% 72540	96 4,13% 5952		262 11,26% 25676	91 3,91% 9828		299 12,85% 53521	183 7,87% 34587		282404	37,2
Std-Fall	2 30	2 140								1 100,00% 95		265	0,0
Jugendliche	2 66	1 45	1 100,00% 54									165	0,0

KIOL71S 80001398 MC   P F L E G E S T U F E N   JE FACHABTEILUNG UND STATION   01.02.93 - 28.02.93   SEITE: 4
ST. JOSEPH-HOSPITAL LAAR   DUISBURG 12   ERSTELLDATUM : 03.03.93   04.28 UHR

FACHABTEILUNG: PR

STATION	PAT-TAGE	AUFNAH.	A1S1	A1S2	A1S3	A2S1	A2S2	A2S3	A3S1	A3S2	A3S3	SUMMEN	ANZAHL PERSON.
			M I N U T E N			— W E R T E							
ST1	742 / 22260	60 / 4200	493 / 65,82% / 25636	121 / 16,15% / 7502	19 / 2,54% / 1672	13 / 1,74% / 1274	90 / 12,02% / 9720	1 / 0,13% / 134	4 / 0,53% / 716	8 / 1,07% / 1512		74626	9,8
Stundenfaelle	15	1 / 70					1 / 100,00% / 54					139	0,0
ST2	672 / 20160	49 / 3430	387 / 56,41% / 20124	106 / 15,45% / 6572	12 / 1,75% / 1056	14 / 2,04% / 1372	91 / 13,27% / 9828	27 / 3,94% / 3618	29 / 4,23% / 5191	16 / 2,33% / 3024	4 / 0,58% / 860	75235	9,9
ST7	63 / 1890	9 / 630	49 / 77,78% / 2548	6 / 9,52% / 372		3 / 4,76% / 294	5 / 7,94% / 540					6274	0,8
Jugendliche	7	1 / 45	6 / 85,71% / 324			1 / 14,29% / 165						765	0,1
ST8	197 / 5910	22 / 1540	144 / 72,00% / 7488	42 / 21,00% / 2604		3 / 1,50% / 294	11 / 5,50% / 1188					19024	2,5
ST9	1 / 70	1 / 70										70	0,0
SUM FA	1674 / 50220	141 / 9870	1073 / 63,19% / 55796	275 / 16,20% / 17050	31 / 1,83% / 2728	33 / 1,94% / 3234	197 / 11,60% / 21276	28 / 1,65% / 3752	33 / 1,94% / 5907	24 / 1,41% / 4536	4 / 0,24% / 860	175229	23,1
Std-Fall	1	1 / 70					1 / 100,00% / 54					139	0,0
Jugendliche	7	1 / 45	6 / 85,71% / 324			1 / 14,29% / 165						765	0,1
GESAMT	5800 / 174000	493 / 34510	3509 / 60,43% / 182468	505 / 8,70% / 31310	46 / 0,79% / 4048	568 / 9,78% / 55664	533 / 9,18% / 57564	43 / 0,74% / 5762	366 / 6,30% / 65514	218 / 3,75% / 41202	19 / 0,33% / 4085	656127	86,5
Std-Fall	6	6 / 420	1 / 25,00% / 26				2 / 50,00% / 108			1 / 25,00% / 95		739	0,1
Kinder	37	3 / 135	6 / 16,22% / 708	16 / 43,24% / 2672	9 / 24,32% / 2187	4 / 10,81% / 612	2 / 5,41% / 404					7939	1,0
Std-Fall Kind	7	7 / 315		5 / 83,33% / 420			1 / 16,67% / 101					955	0,1
Jugendliche	119 / 132	29	83 / 64,34%	14 / 10,85%		16 / 12,40%	15 / 11,63%			1 / 0,78%			

Für die Auswertung sind folgende Zeiten zugrunde gelegt:
        Arbeitszeit pro Jahr   : 116415 Minuten.
        Ausfallzeit pro Jahr   : 17462 Minuten.
    --> Berechn.-Zeit pro Jahr   : 98953 Minuten.
    --> Arbeitszeit pro Tag   :   271 Minuten.

Register

Literatur

Kellnhauser, Edith: »Grundlagen der Qualitätssicherung in der Pflege« in : Die Schwester/Der Pfleger 3/93.

Eichhorn, Siegfried: »Krankenhausbetriebslehre« Bd. I, 3. überarbeitete und erweiterte Auflage, Verlag W. Kohlhammer, Stuttgart.

Bundesminister für Arbeit und Sozialordnung (Hrsg.): »Grundelemente der Leistungsmessung im Krankenhaus«

Forschungsbericht: Gesundheitsforschung Nr. 97/Bonn 1982.

Mohr, Friedrich Wilhelm, »Pflegedienst im Krankenhaus-Arbeitshandbuch PIK-AS«, Deutsche Krankenhausverlagsgesellschaft mbH, 1992.

KGNW – Rundschreiben der Krankenhaus-Gesellschaft Nordrhein-Westfalen.